Conrad Brunner

Die Spuren der römischen Ärzte auf dem Boden der Schweiz

Conrad Brunner

Die Spuren der römischen Ärzte auf dem Boden der Schweiz

ISBN/EAN: 9783955641283

Auflage: 1

Erscheinungsjahr: 2013

Erscheinungsort: Bremen, Deutschland

@ EHV-History in Access Verlag GmbH, Fahrenheitstr. 1, 28359 Bremen. Alle Rechte beim Verlag und bei den jeweiligen Lizenzgebern.

Die Spuren der römischen Ärzte

auf dem Boden der

Schweiz

von

Dr. med. **Conrad Brunner,**
Privatdocent an der Universität Zürich.

Nach einem am 26. Januar 1893 im Rathaus zu Zürich gehaltenen akademischen Vortrage.

ZÜRICH 1893.
ALBERT MÜLLER's VERLAG.

So wie die Medizin mit den siegreichen Adlern der Römer aus Griechenland auf den Boden von Italien verpflanzt wurde, so gelangten zu der Zeit, da die römische Weltherrschaft unaufhaltsam vorwärts schritt, mit den vorrückenden Legionen die den Truppen zugeteilten Ärzte in die eroberten Provinzen. Julius Caesar, dessen Feldherrngenie Rom die Blüte seines Kriegswesens verdankte, war es bekanntlich, der bei Bezwingung Galliens mit der Unterjochung jener Völkerschaften den Anfang machte, welche damals unsere heutige Schweiz bewohnten. Von dem Zeitpunkt an, da unter diesem Führer die römischen Soldaten den Boden unseres Vaterlandes betraten, beginnt die meinen Forschungen zu Grunde liegende Zeitepoche; denn in diese Zeit und auf diesen weitsichtigen Lenker der römischen Staatsinteressen sind zugleich auch die ersten Anfänge der Ausbildung einer Heeres-Sanität in der römischen Armee zurückzuführen.

Was wir über die Geschichte des Sanitätsdienstes im römischen Heere bis jetzt wissen, findet sich zusammengefasst in den aus der neuern Zeit stammenden, trefflichen Arbeiten von *Briau*,[1]) sowie von Oberstabsarzt *Frölich*,[2]) dem um die Geschichte der Kriegschirurgie hochverdienten Forscher. An die Ausführungen dieser Autoren hauptsächlich halte ich mich, wenn ich im folgenden den Ergebnissen meiner speciellen Studien einen Überblick vorausschicke über das

---

[1]) Du Service de santé militaire chez les Romains par le Dr. *René Briau*. Paris. Masson 1866.

[2]) Über die Kriegschirurgie der alten Römer, von Dr. *H. Frölich*. Archiv für klin. Chirurgie. Bd. XXV, 1880, S. 285.

Was die übrigen Quellen betrifft, so verweise ich auf die Litteraturverzeichnisse von *Haeser*, Geschichte der Medizin, Bd. I, S. 418, und *Frölich* l. c. S. 321.

im ganzen spärliche Wissen, welches über die Organisation des Sanitätswesens und die Ausübung der Kriegschirurgie im römischen Heere uns Aufschluss gibt.

Es ist höchst wahrscheinlich, so entnehmen wir der Darstellung *Frölichs*, dass in der Zeit der Könige (753—510 v. Chr.) und Jahrhunderte später das römische Heer keiner Sanitätseinrichtungen und namentlich keiner Militärärzte sich erfreute, und dass der Verwundete sanitärer Fürsorge so gut wie ganz entbehrte. Wer verwundet war, trat einfach aus Reih' und Glied und wurde weggeführt oder weggetragen. So liess *Scipio* in der Schlacht bei Nadogara gegen Hannibal[1]) die Erschöpften in die hinterste Linie führen; hier, wo sie den Vormarsch der Streiter weniger hemmten, verblieben die Verwundeten wahrscheinlich bis zum Ausgang der Schlacht, um an ihren Wunden zu verbluten, oder ein Zielpunkt feindlicher Mordlust zu sein, oder im günstigsten Falle in das Lager zurückgeführt und in ihren Zelten niedergelegt zu werden. Von *Livius* erfahren wir, dass das Lager oft Tage lang beibehalten wurde aus Rücksicht auf das Schicksal der Verwundeten, damit dieselben mit geringerer Gefahr an einen passenderen Ort fortgetragen werden konnten. Brach man das Lager ab, so wurden die Kranken mitgenommen, und nur wenn die Not zur Flucht zwang, wurden sie zurückgelassen. Vom Lager aus liessen die Feldherren ihre Verwundeten in benachbarte Städte bringen; so übergab der Konsul *Fabius* (um 478 v. Chr.) dieselben nach einem gegen die Etrusker geführten Treffen den patrizischen Familien Roms. Im Vertrauen auf diese Art der freiwilligen Krankenpflege verzichtete man also zur Zeit der Könige und noch im Heere der Konsuln auf geordnete militärische Kranken-Unterkünfte.

Die ersten Nachrichten über die Verwendung von Militärärzten im Heere stammen aus der Endzeit der Republik, und zwar traten nun zuerst als Vertreter des militärischen Heilberufes einzelne griechische Ärzte und unfreie Römer auf, welche als Leibärzte mehr die Feldherren als die Heere begleiteten. Von *Julius Caesar*, welcher durch

---

[1]) *Livius* 30. 34. *Dionys. Halic. Antiq. Roman.* VIII, 65.
Wo die Citatenbelege nicht aufgeführt werden, sind dieselben in den referierten Originalarbeiten nachzusehen.

Verleihung des römischen Bürgerrechts an alle Heilbeflissenen den ärztlichen Stand zu Ansehn erhob, wissen wir aus seinen eigenen Aufzeichnungen, dass er während seiner ruhmvollen Feldzüge die Pflege der Verwundeten sich angelegen sein liess. Er selbst führte als Arzt den *Antonius* mit sich, und im Bürgerkriege verteilte er seine Verwundeten an mit römischer Besatzung versehene Orte. — Eine geregelte Einreihung jedoch von griechischen und römischen Ärzten in die einzelnen Truppenkörper kam erst unter Kaiser Augustus (30 v. Chr. bis 14 n. Chr.), dem Schöpfer des stehenden Heeres, zu stande, und es ist, wie dies auch aus Äusserungen der Geschichtsschreiber *Tacitus* und *Vellejus Paterculus* hervorgeht, anzunehmen, dass in den Kriegen, welche unter dem ersten römischen Imperator gegen die Germanen geführt wurden, weit mehr für die Verwundeten gethan wurde als je vorher.

Sichere Kunde über das Vorhandensein der Ärzte im Heere zu dieser Zeit giebt uns eine Äusserung des in der Mitte des ersten Jahrhunderts n. Chr. lebenden Schriftstellers *Onesander*.

Den Inschriften, auf welchen unsere Kenntnisse über die den Truppen zugeteilten Ärzte hauptsächlich basieren, ist mit Gewissheit zu entnehmen, dass den Legionen, sowie einzelnen Cohorten und den Schiffen der Marine Ärzte zugeteilt waren. Ein sicherer Schluss aber auf die Zahl und Einteilungsweise derselben lässt sich nach *Frölich* weder aus diesen, noch sonstigen Nachrichten ziehen. Am besten sind wir nach *Briau* über die Zahl der Ärzte bei den in Rom selbst stationierten Truppen unterrichtet. Es gehörten zu dieser Garnison: 1. Die Vigiles, deren Aufgabe in der nächtlichen Bewachung der Gebäude und architektonischen Kunstschätze gegen Diebe und Feuersgefahr bestand. Dieselben bildeten 7 Cohorten; jede Cohorte hatte 4 Ärzte, welche medici cohortis hiessen. 2. Die Cohortes urbanae (die kaiserliche Leibwache, Praetorianer), und zwar sowohl das Fussvolk als die Berittenen, hatten gleichfalls pro Cohorte 4 Ärzte. — Die Zahl der Legionsärzte schätzt *Briau* auf ungefähr 21; sie hatten alle denselben Rang und waren den „principales", d. h. den Unteroffizieren zugeteilt. Ihre Funktionen waren die nämlichen, es gab keine Hierarchie unter ihnen.

Von hohem Interesse sind die Nachrichten, welche über die Unterkunft der kranken und verwundeten Soldaten bei den im Felde stehenden Truppen aus dieser Zeit uns erhalten sind. Dass frühzeitig, wahrscheinlich unter Augustus schon zu diesem Zwecke Feldspitäler, Valetudinaria, in den Lagerplätzen grösserer Truppenteile errichtet wurden, geht aus der Schrift des *Hyginus* (zwischen 96—138 n. Chr.) „de munitione castrorum" hervor. Die Art und Weise, wie dieser Schriftsteller die Einrichtung derartiger Spitäler bespricht, berechtigt nach *Briau* zu der Annahme, dass dieselben schon seit längerer Zeit im Gebrauch standen, wenn auch andere Schriftsteller, wie *Josephus* (Bellum judaicum) und *Vegetius* (De re militari) davon nichts erwähnen.

Nach *Hyginus* wurden, sobald 5 oder 6 Legionen beisammen waren, Valetudinarien sowie Stallungen für die kranken Pferde errichtet. Waren kleinere Truppenkörper konzentriert, so genügte wohl ein einziges Feldspital. Das Valetudinarium lag links, das Veterinarium nebst der Schmiede (fabrica) rechts von dem durch die Porta praetoria gebildeten Eingang. Beide Anstalten sollen nach der sachverständigen Vorschrift des bei der Lagervermessung thätigen Beamten *Hyginus* je 60 Fuss lang und breit, und hinreichend von einander entfernt sein, um Beunruhigung der Kranken durch die geräuschvollen Arbeiten in der Schmiede zu verhüten. Jedes der beiden Lazarette soll einem für 200 Mann bestimmten Lagerraum entsprechen.

Während der Techniker *Hyginus* in seiner Beschreibung über Konstruktion und Dimension dieser Hospitäler detaillierte Angaben macht, sagt er nichts aus über die innere Einrichtung und die Organisation des Krankendienstes. Dafür treten andere Dokumente, namentlich einige wichtige Inschriften, in die Lücke, deren Verwertung für diese Frage wir wiederum *Briau* verdanken. Eine zu Lyon gefundene Gedenktafel bezieht sich auf einen *medicus castrensis*, und *Briau* stützt auf diese wohl mit Recht die Konjektur, dass diesem Lagerarzt höchst wahrscheinlich die Direktion des gesamten Sanitätsdienstes innerhalb der errichteten Feldspitäler übertragen war. Nach *Haeser* hiessen die im Valetudinarium beschäftigten Ärzte *medici a valetudinario*. Diese Lazarettärzte wurden in ihren Funktionen unterstützt durch *optiones valetudinarii*, denen der administrative Teil des Dienstes zukam, sowie durch νοσόζομοι, unsere heutigen Lazarettgehilfen. (*Briau.*) Einem *curator operis armarii*, wie er auf einer Inschrift sich findet, stand wahrscheinlich die Besorgung des ärztlichen Instrumentariums, der Verbandstücke und Arzneien unter. Die oberste Leitung aller auf die Pflege der kranken Soldaten bezüglichen Angelegenheiten lag in der Hand des Praefectus castrorum.

In diesen Spitälern wurden, wie *Briau* vermutet, jedenfalls nur sehr schwer Kranke oder Schwerverwundete aufgenommen. Die Leichtverwundeten verblieben in ihren Lagerzelten und wurden hier besorgt. *Lampridius*[1]) erzählt, dass *Alexander Severus* die kranken Soldaten in ihren Zelten besucht habe. — Alle Militärärzte waren freie Römer oder naturalisierte Ausländer. (*Haeser*.) Eine Inschrift, die wir später genauer kennen lernen werden, beweist indessen, dass zur Ergänzung auch Freigelassene in den Dienst gezogen wurden.

Halten wir uns weiter an die Quellenforschungen *Briaus* und *Frölichs* und suchen wir aus den zerstreuten Angaben der Schriftsteller zu erfahren, wie das Los der Verwundeten und die Thätigkeit der Ärzte unter den verschiedenen römischen Imperatoren sich gestalteten.

Warme Teilnahme für die verwundeten Krieger wird vor allem dem edlen *Trajan* (98—117 n. Chr.) nachgerühmt. Wer war mehr bemüht, die Unglücklichen zu trösten und die Kranken aufzurichten, als Du? Giengst du je in dein eigenes Zelt, bevor du die kranken Waffenbrüder besucht hattest? So sagt *Plinius* der Jüngere in seiner Lobrede auf den Kaiser,[2]) und *Dio Cassius* erzählt,[3]) dass *Trajan* die Verwundeten während des Treffens pflegte; als es an Verbandzeug fehlte, habe er aus seinem eigenen Kleide sich Binden angefertigt. Unzweifelhaft, sagt *Frölich*, hat *Trajan* Ärzte in seinem Heere gehabt, wenn schon die Schriftsteller nur von dem einen (*Callimorphus*) berichten, welchen *Trajan* im Kriege gegen die Parther an seiner Seite hatte.

Eine willkommene Illustration zu den gegebenen Citaten der

---

[1]) Ael. Lamprid. *Alexander Severus*, cap. XLVII. Vergl.: *Briau*, S. 23. *Frölich*, S. 310. *Haeser*, S. 420.

[2]) Quid qumm solatium fessis, aegris opem ferres? non tibi moris tua inire tentoria, nisi commilitonum ante lustrasses? Panegyr., cap. XIII. *Briau*, l. c. S. 23. *Frölich*, l. c. S. 306.

[3]) Trajanus imperator milites in proelio vulneratos curabat. Cum autem fasciae et volumina deficerent, ne suae quidem vesti perpecit sed eam totam in ligamenta discidit. Vergl. *Frölich*, l. c. S. 306.

Schriftsteller fand ich beim Durchmustern antiker Bildwerke in einer auf der Trajanssäule dargestellten Scene, die, wie es scheint, bisher unbeachtet geblieben ist, wenigstens wird ihrer in den Abhandlungen von *Briau* und *Frölich* nirgends Erwähnung gethan.

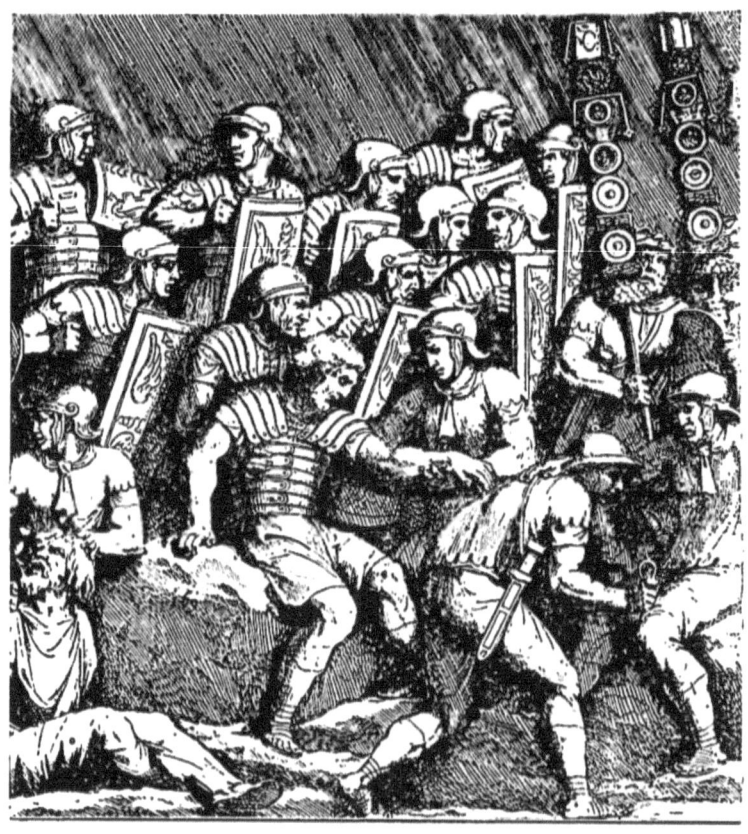

Wir sehen eine Episode aus einem Treffen der Römer gegen die Dacier vor uns, einen Verbandplatz, auf welchem zwei verwundeten Römern Hilfe zu teil wird. Ein offenbar schwer Verletzter sitzt auf einem Felsblock, zwei Kameraden unterstützen den Mann, dem der Helm abgenommen wurde, während er noch mit seinem Kürass (lorica segmentata) bekleidet ist; einer fasst ihn zu den Seiten des Thorax, der andere hält ihm sorgfältig den anscheinend von der Verletzung betroffenen, schlaff hangenden Arm in elevierter Lage. Ein zweiter Verwundeter, dessen Kopf noch vom Helm bedeckt ist, der aber keinen Panzer trägt, sitzt rechts vom ersten; er ist am einen Oberschenkel verwundet, und stützt sich mit der rechten Hand auf die Schulter eines Chirurgen — so wollen wir den Mann betiteln, der in gebückter Stellung an dem verletzten Beine sich zu schaffen macht. Dieser Chirurg fasst in der rechten Hand einen Gegenstand, dessen Art und Beschaffenheit aus dem Bilde nicht sicher zu erkennen ist; vermutlich handelt es sich um den Kopf einer Binde, die er um den verwundeten Schenkel zu winden im Begriffe steht. *Fröhner*, der in seinem Prachtwerke [1]) die Scene abbildet, gibt derselben unter dem Titel „Ambulance" folgende Worte zur Erklärung bei: „Un soldat, grièvement blessé, est assis sur le rocher; ses camarades l'aident à se lever. Un autre encore casqué, attend que le médecin lui ait pansé le genou. C'est un des plus beaux tableaux de la colonne Trajane; la douleur des deux patients est exprimée avec une très-grande vérité!"

Es entstand nun für mich die Frage: Sind die hier mit den Verwundeten beschäftigten Personen Ärzte, sind es Sanitätsgehilfen oder gewöhnliche Soldaten, welche dazu eingedrillt sind, um den verletzten Kameraden auf dem Kampfplatz die erste Hilfe zu leisten? Eine Antwort auf diese Fragen suchte ich durch eine genaue vergleichende Betrachtung der Kleidung und Ausrüstung dieser Leute zu gewinnen. Nach der Ansicht von Herrn Professor *Blümner*, dessen sachverständigen Rat ich dabei mir erbat, unterscheidet sich nun aber dieser Chirurg mit dem Bindenkopf in der Hand in nichts von dem Soldaten, dem er den Verband appliciert, noch von andern Kriegern, die auf dem nämlichen Bilde oder in andern Episoden der Trajanssäule dargestellt sind. Er trägt dieselbe Halskrawatte, denselben Lederkoller, dasselbe Unterkleid, das nämliche Seitengewehr, und auch an seinem Helm sind Unterscheidungsmerkmale nicht zu erkennen.

---

[1]) La Colonne Trajane. Paris 1865. (Stadtbibliothek Zürich.)
Die beistehende Reproduktion ist nach der Darstellung von *Bartoli*, Colonna Trajana (Antiquar. Bibliothek Zürich) angefertigt.

Darf man nun auch mit Recht vermuten, dass die Ärzte schon im römischen Heere den Soldaten durch eine besondere Uniformierung oder besondere Abzeichen erkenntlich gemacht wurden, so ist damit nicht gesagt, dass der hier gewöhnlich uniformierte Mann mit der Binde ein Vertreter eines speciell ausgebildeten Sanitätspersonals nicht sein konnte. Wir haben von *Briau* erfahren, dass die Legionsärzte im Heere den Rang des Unteroffiziers hatten; kein Merkmal deutet hier, wie gesagt, auf eine Auszeichnung vor dem Gemeinen hin. Es dürfte demnach wohl am ehesten eine der geäusserten Möglichkeiten zutreffen, nach welchen es entweder eigentliche Sanitätssoldaten im Sinne unseres modernen Begriffes oder gewöhnliche, für den Verwundetendienst aber besonders eingeübte[1]) und mit Verbandstoffen versehene Legionssoldaten sind, welche wir hier in Thätigkeit sehen.

Vermag diese Scene, die uns plastisch und mit unmittelbarer Wirkung einen Truppenverbandplatz aus dem Ende des 1. Jahrhunderts n. Chr. vor Augen führt, viel neues Licht auf die Geschichte der römischen Kriegschirurgie nicht zu werfen, so haben wir doch in ihr ein interessantes, die Überlieferungen der Schriftsteller bestätigendes Denkmal gefunden.

So wie von *Trajan* wissen wir von seinem Nachfolger *Hadrian* (117—138 n. Chr.), dass er um die kranken Soldaten sich kümmerte und dieselben, wie *Spartianus* berichtet, bei seinen Reisen durch die Provinzen „in hospitiis suis" aufsuchte. (*Frölich*.) Auf die Regierung des *Antoninus Pius* bezieht sich eine Stelle des Codex Justinianus, nach welcher die Ärzte von den bürgerlichen Abgaben frei waren, so lange sie im Dienste des Staates sich befanden. (*Briau, Haeser, Frölich*.) *Marcus Aurelius* (161—180) führte als Arzt den Demetrius mit sich und den berühmten *Galen* forderte er auf, ihn auf seinem Feldzuge gegen die Markomannen zu begleiten. Aus den Schriften des *Galenus* geht wiederholt die Anwesenheit der Ärzte beim Heere hervor; so gedenkt er des *Antigonus* als eines mit Auszeichnung im

---

[1]) Zur Zeit der punischen Kriege wurde nach *Frölich* (S 291) die Fortschaffung der Verwundeten einer bestimmten Klasse von Soldaten übertragen. Schwache, mit dem Bogen ausgerüstete Soldaten waren es, welche neben ihrem eigentlichen Plänklerdienste damit betraut waren.

Heere thätigen Arztes. — Von *Alexander Severus* (222—235) haben wir bereits erwähnt, dass er die Soldaten in ihren Zelten besuchte. Schwerkranke übergab er, wie *Lampridius* schreibt, der Pflege angesehener Familien, denen er die Auslagen zurückerstattete. (*Haeser*.) Von Kaiser *Aurelianus* (270—275) ist bekannt, dass er als Tribun an seinen Stellvertreter einen Brief richtete, in welchem die Empfehlung vorkommt, dass die „milites a medicis gratis curentur". Daraus geht nach *Frölich* hervor, dass bis dahin entweder die unentgeltliche Pflege der kranken Soldaten noch keine selbstverständliche Pflicht der Ärzte war, oder dass sich die letztern dieser Pflicht entzogen haben. — Über die Besoldung der Militärärzte ist nichts bekannt (*Haeser*).

Ich habe damit die Hauptergebnisse der citierten Quellenforschungen, insofern sie über die Stellung der römischen Truppenärzte und die Organisation des Sanitätsdienstes im Heere uns Aufschluss zu geben vermögen, zusammengefasst. Die spärlichen Nachrichten, welche ein Streiflicht werfen auf die Art und Weise, wie die Ausübung der ärztlichen Kunst im Felddienste sich gestaltete, werde ich später referieren.

Was die ganze Entwicklung der medizinischen Wissenschaft unter den Römern, ihre Förderung durch die Werke der römischen Klassiker, sowie unsere Kenntnisse über die äusseren Verhältnisse des ärztlichen Standes betrifft, insofern sie auf den bürgerlichen Beruf sich beziehen, so verweise ich hier auf die treffliche, die ganze grosse Quellenlitteratur umfassende Darstellung *Haesers*, sowie auf die, in alle Einzelheiten eingehende, kulturhistorisch hochinteressante Schilderung in *Friedländers* Sittengeschichte Roms. Aus diesen reichen Schätzen des Wissens nur ist jener Überblick über das ganze Gebiet des Erforschten zu gewinnen, welcher für das Verständnis von Detailstudien die Grundbedingung bildet. Dabei aber muss ich hervorheben, dass die Nachrichten der Schriftsteller, auf die unser Wissen sich aufbaut, fast durchwegs nur in die Zustände hineinleuchten, welche die Medizin in der Hauptstadt Rom selbst darbot, während aus den Provinzen nur dürftige Kunde zu uns dringt.

Indem ich mir die Aufgabe stellte, darnach zu fahnden, ob die Geschichte der Medicin auch in dem kleinen Stück römischen Provinziallandes, welches das Gebiet der heutigen Schweiz einst bildete,

Spuren hinterliess, begab ich mich auf ein Specialgebiet der Forschung, welches bisher noch nicht betreten wurde. Ein wichtiges Vorstudium sah ich nun darin, mir ein Vergleichsmaterial über den Stand der Medizin aus Provinzen zu sammeln, von denen bereits Nachrichten in dieser Richtung erhalten sind. Dabei wandte ich in erster Linie meinen Blick nach Frankreich, d. h. auf jenen Teil des Keltenlandes, welcher mit Helvetien von den Römern occupiert und der römischen Civilisation zugänglich gemacht wurde.

Erkundigen wir uns darnach, aus welchen Provinzen des römischen Reiches die auf Militärärzte bezüglichen Inschriften stammen, so erfahren wir aus der Zusammenstellung *Briaus*, dass je nach dem Standorte der Cohorten, Legionen oder Hilfstruppen in Gallien, Britannien, Nubien, Germanien etc., Ärzte stationiert waren; dabei trägt die grössere Mehrzahl der letzteren griechische Namen. — Ausser den Inschriften, welche auf im aktiven Dienst stehende Truppenärzte sich beziehen, sind uns nun auch solche bekannt geworden von Ärzten, welche, aus dem Militärdienste geschieden, als Civilärzte ihre Thätigkeit ausübten. So wurde nach *Briau* (No. 25) *Ulpius Sporus*, früher Arzt einer Reiterabteilung, später besoldeter Gemeindearzt der Stadt Ferentinum: „medicus salararius capitalis splendidissimae Ferentinensium". — Besoldete Gemeindeärzte, deren Obliegenheit hauptsächlich darin bestand, ärmeren Bürgern unentgeltlich Beistand zu leisten, gab es im römischen Reiche frühzeitig sowohl in der Hauptstadt, als auch in den Provinzstädten. Unter dem Titel „Archiatri populares" erscheinen nach *Haeser* die Gemeindeärzte zum erstenmal unter Kaiser Valentinianus I. und Valens (364—375). Grössere Provinzialstädte besassen 7, kleinere 5 Archiatri. Von Gallien speciell erzählt schon *Strabo* (66 v. Chr. bis 23 n. Chr.), dass für den Dienst der Städte Lehrer („Sophisten") und Ärzte in den Sold genommen werden. Nach einer Studie *Bégins*[1]) über die Geschichte der Medizin im Nordosten Frankreichs gab es ausser diesen Gemeindeärzten noch medici professores und medici susceptores, welche in jeder Municipalität eine Art Kollegium bildeten, in welchem Schüler in den theoretischen und praktischen Fächern

---

[1]) *Emile Bégin*, Lettres sur l'histoire médicale du nord-est de la France. — Mémoires de l'académie royale de Metz. 1840. S. 85.

unterwiesen wurden.¹) — Schon vor der christlichen Zeitepoche war Massilia im südlichen Frankreich eine berühmte Lehranstalt, an welcher neben der Grammatik, Rhetorik, Poesie, Dialektik und Astronomie auch Medizin dociert wurde. Aus dieser Schule gingen zahlreiche, zum Teil hervorragende Ärzte hervor, so der wahrscheinlich kurz vor *Galen* lebende *Demosthenes*, der angesehenste Augenarzt des Altertums. (Vergl. *Haeser*, S. 391.) Im Laufe der Zeit, unter dem Schutze der römischen Kaiser, entstanden nach *Bégin* in zahlreichen andern gallischen Städten höhere Lehrinstitute, so in Lyon, Bordeaux, Toulouse, Narbonne, Arles, Poitiers, Besançon, Trèves. Die letztere Stadt namentlich besass eine durch Constantius Chlorus begründete, weit bekannte Akademie²).

Dass es in den gallischen Städten keine unsern jetzigen Spitälern ähnliche Krankenhäuser gab, schliesst *Bégin* daraus, dass solche in italischen Provinzstädten ebenfalls nicht existierten. Wir wissen von *Tacitus*,³) dass bei einem Zusammenbruche des Amphitheaters zu Fidena massenhaft Verletzungen entstanden, dass dabei die Verwundeten alle in Privathäusern untergebracht und daselbst von den Ärzten besucht wurden. Als Ersatz für solche Anstalten, vermutet *Bégin*, war höchst wahrscheinlich in den Tempeln des Aesculap, des Belenus und der Diana für die Krankenunterkunft gesorgt.

Die Überwachung des Gesundheitsdienstes lag in den Händen der Triumviri valetudinis, deren einstige Gegenwart in Gallien

---

¹) *Bégin* entnimmt diese Angaben aus *Pancirolli*, Tractatus de Magistrat mun. cap. IV., in Graevii Thes. antiq. Roman. A. III.

²) Über den medizinischen Unterricht bei den Römern vergleiche *Haeser*, S. 391. Während der Republik war die Erlernung der Medizin lediglich Sache des Privatunterrichtes. Aber auch in der ganzen spätern Zeit bildeten sich die meisten Ärzte auf diesem Wege aus. Eigentliche medizinische Unterrichtsanstalten finden sich erst in späterer Zeit; die ältesten und berühmtesten dieser Anstalten befanden sich nicht in Italien, sondern in den Provinzen.

Aus Massilia gingen ausser dem genannten Demosthenes die Ärzte *Krinas* und *Charmis*, beide Zeitgenossen des Plinius, hervor. Aus Bordeaux die medizinischen Schriftsteller *Liburius* und *Eutropius*. — Für Lyon nimmt *Pétrequin* eine bis in das zweite Jahrhundert zurückreichende ärztliche Schule an.

³) Tacit. Ann. lib. IV. „Caeterum, post recensem cladem, patuere procerum domus, fomenta et medici passim praebiti; fuit urbs per illos dies, quamquam maesta facie veterum institutis similis qui, magna post proelia saucios largitione et cura sustentabant:"

der Fund mehrerer, zu ihren Ehren geprägter Silbermünzen beweist.¹) Verschiedene Inschriften und Siegelsteine,²) welche im Nordosten Galliens, meist an Orten gefunden wurden, wo ehemals befestigte Lagerplätze der Römer sich befanden, erinnern an römische Ärzte, die in dieser Gegend ansässig waren. Von diesen Inschriften gebe ich zunächst eine von *Bégin* selbst entdeckte, auf einen ehemaligen Militärarzt sich beziehende wieder; dieselbe findet sich weder in der Arbeit *Briaus*, noch in derjenigen *Frölichs* aufgeführt:

Marcellano med(ico) d(efuncto) leg(ionis) VIII. com(militones) g(rat)i p(osu)er(e). (monumentum) — Dem verstorbenen Arzte Marcellanus die dankbaren Kameraden der VIII. Legion.

Eine zu Metz gefundene Grabinschrift legt dar, dass nicht nur den Truppen zugeteilte Ärzte hier sich aufhielten, sondern dass auch Einheimische der Heilkunst sich widmeten:

Victor(ino) medic(o) mediom(atrici) v xor posuit. — Dem Arzte Victorinus, dem Mediomatricienser, hat seine Gattin dies Denkmal errichtet.

Dieselbe Thatsache geht aus einer Inschrift hervor, die sich auf einen Arzt bezieht, der zugleich die Würde eines Sextumvir augustalis³) bekleidete.

Wir ersehen aus der Studie *Bégins*, von welcher hier nur Fragmente wiedergegeben sind, dass die einstige Gegenwart sowohl eingewanderter römischer, als einheimischer Ärzte in Gallien hinlänglich verbürgt ist; wir wissen, dass für die Erlernung des ärztlichen Berufes

---

¹) *Haeser* sagt (Bd. I, S. 255): In einer (zweifelhaften) Inschrift finden sich auch „Triumviri valetudinis", wahrscheinlich Beamte für den Kultus derselben. *Bégin* gibt die betreffenden Münzen in Abbildungen wieder und es scheint über deren Echtheit kein Zweifel obzuwalten.

²) Vergl. diese Arbeit. Stempel der Augenärzte.

³) Unter Titel und Rangerhöhung, Verleihung von Ämtern an die Ärzte. Vergl. *Haeser*, S. 417:

„Zu den seit den ersten Zeiten des Kaiserreichs den Ärzten gewährten materiellen Vergünstigungen traten verschiedene Rangerhöhungen und Ehrenprädikate, z. B. der sehr gesuchte, und auch für Geld zu beschaffende Titel „vir perfectissimus" Die mit demselben Belehnten mussten eine freiwillige Steuer zahlen; dafür hatten sie den Rang der Equites, und standen unter der privilegierten Gerichtsbarkeit des Vicarius praefectus. — Weit höher als das Perfectissimat stand die „comitiva dignitas", welche nur den obern Hofchargen verliehen wurde. Sie zerfiel in drei Grade; die oberste Klasse hatte den Rang von Provinzial-Präfecten; die niedern, welche im Range den Vicarii und Duces gleichstanden, wurden häufig den Archiatris palatinis, und zwar kostenfrei, zuerkannt. Der so belehnte hiess „Comes archiatrorum" und führte das Prädikat „Vir spectabilis". Nicht selten traten kaiserliche Leibärzte nach vollbrachter Dienstzeit in hohe Staatsämter; so wurde *Vindicianus*, Leibarzt *Valentinians*, Prokonsul von Afrika".

in dieser Provinz gesorgt war, und dass Ärzte dem Dienste des Staates untergestellt waren.

Ähnlichen Verhältnissen wie in diesen Gegenden Galliens zu begegnen, erwartete ich, indem ich die Nachforschungen auf die römische Schweiz ausdehnte, von welcher der grösste Teil von Augustus bei Konstituierung der gallischen Provinzen dem Gebiete von Gallia belgica zugeteilt wurde. Bevor ich aber dazu übergehe, die Ergebnisse dieser Studien mitzuteilen, erscheint es mir unerlässlich, dem Leser den historischen Hintergrund zu beleuchten, d. h. ihm die Geschichte der römischen Invasion in Helvetien in die Erinnerung zurückzurufen, und ihn kurz über die Topographie der römischen Ansiedelungen auf dem Boden der Schweiz zu orientieren.

Die heutige Schweiz, sagt *Mommsen*,[1]) dessen bekannter Darstellung ich hier einzelne Abschnitte wörtlich entnehme, ward von den Römern, man möchte sagen, beiläufig erobert; nicht zunächst von Italien aus, sondern teils bei der Unterwerfung des heutigen Frankreichs, teils bei derjenigen der Donauprovinzen mit unterthänig gemacht. Die westlichen Völkerschaften, die Rauriker und Helvetier, wurden von Caesar gleich zu Anfang seiner Bezwingung des Keltenlandes besiegt und zu einem sogenannten Bündnis, d. h. zum Eintritt in ein mildes Unterthanenverhältnis genötigt (58 v. Chr.); ebenso das Jahr darauf die Bewohner des heutigen Wallis (57 v. Chr.), deren Landschaft Caesar der Pässe über die Alpen wegen besetzen und dem römischen Gebiete einverleiben liess. Um die Nord- und Ostgrenze bekümmerte er sich indes nicht, und die inzwischen eintretende Revolution verhinderte die Römer fast ein Menschenalter hindurch, sich mit dem neu gewonnenen Grenzgebiete ernstlich zu beschäftigen. Erst als Augustus nach Wiederherstellung der Ruhe selber nach Gallien sich begab und die dortigen Verhältnisse ordnete, ward auch die Regulierung der wichtigen Nordgrenze abermals in Angriff genommen und als Basis derselben in ebenso einfacher als grossartiger Weise festgestellt, dass die Verteidigungslinie von der Rheinmündung bis an den Bodensee dem Laufe des Rheines folgen, alsdann auf der kürzesten Linie die Donau erreichen und diese so-

---

[1]) Die Schweiz in römischer Zeit. Mitteilung der antiquarischen Gesellschaft Zürich, Bd. IX.

dann in der ganzen Länge ihres Laufes begleiten solle. Zur Ausführung dieses Planes ward es nötig, die Völkerschaften in der Ostschweiz, im südlichen Baiern und in den österreichischen Staaten zu unterwerfen, was zunächst für die Ostschweiz, Bayern und Tirol oder die spätere Provinz Rätien (15 v. Chr.) durch einen kombinierten Angriff der beiden kaiserlichen Prinzen Tiberius vom Westen, und Drusus vom Süden her ohne sonderliche Schwierigkeit vollbracht ward. Die beiden Grenzfestungen Augusta Rauricorum (Augst bei Basel) und Augusta Vindelicorum (Augsburg), deren Entstehung oder Erweiterung wahrscheinlich in diese Zeit fällt, sicherten am mittlern Rhein und an der obern Donau die neugeschaffene Grenze, und es war somit die ganze heutige Schweiz römisches Provinzialland geworden.

Welche militärischen Massregeln wurden nun getroffen, um diese eroberten Provinzen festzuhalten? Bekanntlich, führt *Mommsen* weiter aus, bestand das römische Heer- und Wehrwesen wesentlich in Grenzverteidigung. Die römischen Legionen zogen einen grossen Militärcordon rings um das römische Gebiet und so wurde, je nachdem die Grenze vor- oder zurückgerückt ward, das vor- oder zurückliegende Land von Cantonnements frei oder wieder mit Truppen belegt. Infolgedessen haben zu zwei verschiedenen Zeiten römische Militärabteilungen an unserer Nordgrenze gestanden. Zuerst kamen welche dahin, als unter Caesar und Augustus die Nordgrenze aus der Lombardei und dem südlichen Frankreich an den Rhein verlegt ward, der, wie schon gesagt wurde, vom Bodensee bis zur Mündung eine Zeit lang ziemlich genau das römische Reich von dem Barbarenland schied.

Die Rheinarmee, welche mit der Abwehr der Germanen beauftragt war, war damals das stärkste unter allen römischen Grenzcorps und überhaupt der Kern des römischen Heeres. Die Hauptmasse ihrer Truppen, deren Gesamtstärke auf durchschnittlich 100 000 Mann zu veranschlagen ist, blieb in den beiden Hauptquartieren Köln und Mainz vereinigt. Eine Legion hatte ihren Standort zu Vindonissa, dem heutigen Windisch, und ihre Aufgabe war, die Kommunikation der Rhein- und Donauarmee unter sich und mit Italien zu sichern, wozu der Ort vortrefflich gewählt war. Windisch, auf der hohen Landspitze gelegen, welche die zusammenfliessende Aare und Reuss bilden, ist eine natürliche Festung und beherrscht einerseits die beiden italischen Strassen, sowohl die vom grossen Bernhard über Aventicum und Solodurum als die von Como und Bünden herkommende, während andererseits sich von hier aus eine Verbindung teils über den Bötzberg mit der römischen Festung Augusta Rauracorum, teils über den Bodensee mit der Festung Augusta Vindelicorum, d. h. mit der Rhein- und der Donaulinie mit Leichtigkeit herstellen liess. Wie sich von selbst versteht, ward nicht bloss das Hauptquartier besetzt, sondern es wurden von Windisch aus verschanzte Postenketten in allen jenen Richtungen der Strassen angelegt, soweit es geschehen konnte, ohne die Truppen zu weit auseinander zu legen; kein Posten scheint weiter als zwei Tagemärsche vom Hauptquartier entfernt gewesen zu sein. — Wir können noch jetzt deutlich die Postenkette auf der Hauptstrasse erkennen, die einerseits auf den Genfer-, andererseits auf den Bodensee zulief. Der südlichste bis jetzt nachgewiesene Posten auf dieser Linie ist Triengen im Kanton Luzern, der nördlichste Ellikon, unweit der rätischen Grenze. Sorgfältig war ferner, wie begreiflich, der Rheinübergang bei Zurzach besetzt, wo die Fundamente der römischen Brücke noch heutzutage bei niedrigem Wasserstand vollkommen sichtbar sind; der Posten zwischen Koblenz und Zurzach, der sie deckte, scheint nächst Vindonissa selbst auf der Bodenseestrasse der stärkste unter allen römischen in dieser Gegend gewesen zu sein. Vorposten auf dem rechten Rheinufer standen nachweislich östlich von Thiengen im Badischen und bei Schleitheim im Schaffhausischen. Kleinere und vereinzelte Posten, wie zum Beispiel in Zürich, dienten vermutlich weniger zu militärischen Zwecken, als um dem Schmuggel zu wehren, und den Zollbeamten erforderlichenfalls hilfreiche Hand zu leisten. Für die Kommunikation mit dem Hauptquartier in Mainz, die ohne Zweifel auf dem linken Rheinufer über Augst stattfand, ward eine besondere Postenkette nicht weiter angelegt, ausser dass der Rheinübergang bei Breisach, vielleicht auch der bei Stein im Aargau, Säckingen gegenüber, durch ein Detachement der in Windisch kantonierenden Legion bewacht ward.

Was die Truppen anbelangt, die in und um Vindonissa standen, so scheint Augustus zuerst die XIII. Legion dahin gelegt zu haben, von der indes wenige Spuren übrig geblieben sind. Dieselbe ward vermutlich bald nachher abgelöst durch die XXI. Legion, die „Räuberbande" (rapax), wie sie anfangs mit einem vermutlich wohlerworbenen Spottnamen benannt ward und später, da sie ein berühmtes und viel gefeiertes Corps geworden war, selber sich zu nennen pflegte. Von dieser Legion rührt die Anlage der gemauerten Standquartiere her, deren weitläufige Überreste bei **Windisch**, **Koblenz** und sonst noch jetzt dem Ackersmann unbequem werden. Unter **Vespasian** ward die XXI. Legion anderweitig verwendet und dafür nach Vindonissa die XI. gelegt, die wegen ihrer Treue gegen den Kaiser **Claudius** sich den Beinamen der „Claudia pia fidelis" erworben hatte. Die Hauptmasse der dabei verwandten Unterthanenmiliz bildete die in dem benachbarten Rätien ausgehobene leichte Infanterie und Reiterei, wie dies *Tacitus* und die Inschriften bezeugen, die speciell die VI. und die VII. Cohorte der Rätier in Windisch uns vorführen. Ausserdem finden wir die III. Cohorte der **Hispanier**, sowie eine Abteilung der **italischen Freiwilligen** erwähnt.

Das bisher dargestellte Grenzwehrsystem bestand von **Augustus** bis auf **Vespasian**. Nicht lange nachher, wahrscheinlich unter **Domitian** und **Trajan** — genau wissen wir die Epoche nicht, — ward das Land zwischen Strassburg und Augsburg zum Reiche gezogen, die Donau- und Rheinlinie durch einen mit Türmen und Castellen versehenen, von **Regensburg** bis nach **Aschaffenburg** und **Mainz** geführten Grenzwall verbunden, die Militärstrasse, die schon von Vindonissa an den Rhein lief, von Zurzach aus nach **Rottenburg** am Neckar (Sumalocenna) und von da am linken Donauufer nach Regensburg geführt **und endlich infolgedessen die XI. Legion von Vindonissa auf das rechte Rheinufer verlegt**. Von da an blieb das helvetische Gebiet, obwohl es fortfuhr, unter dem Kommandanten von Obergermanien zu stehen, mindestens anderthalb Jahrhunderte befriedetes Provinzland, in dem weder die Soldaten noch die Barbaren dem Aufblühen der römischen Civilisation Eintrag thaten.

Während es den neuen Herrschern auffallend rasch gelang, im schweizerischen Rätien eine vollständige Romanisierung der aus schweren Kämpfen übrig gebliebenen Bevölkerung durchzuführen,[1] drang in der nördlichen und mittlern Schweiz, soweit sie unter dem

---

[1] Vergl. *Dierauer*, Geschichte der schweizerischen Staaten, Bd. I, S. 10. *Planta*, Das alte Rätien (Berlin 1872).

direkten Einflusse der in Vindonissa stationierten Legion stand, das römische Wesen weniger tief in die gallische Bevölkerung ein. Die Überreste der meisten Ansiedelungen lassen darauf schliessen, dass sie zu militärischen Zwecken gebaut wurden. Was die bürgerlichen Niederlassungen der Ostschweiz betrifft, so teilen sich dieselben nach *Ferdinand Keller*[1]) in **Dörfer, offene Plätze (vici)** und **landwirtschaftliche Höfe (villae)**. Die ersteren finden sich ohne Ausnahme längs der bedeutenderen Strassen. Die Villen, zu denen auch ein Teil der sogenannten Legionsstationen zu zählen sind, bilden die Mehrheit der Ansiedelungen. — Am entschiedensten kam das römische Wesen in der Westschweiz zur Geltung. Bei starker Einwanderung italischer Elemente gelangte dort das neue Kulturleben zu freier Entfaltung, und die Provinzialen gingen freudig auf Sprache, Sitten und die überlegenen Bildungsformen der Herren des Landes ein. Handel und Gewerbe gediehen in römischen Formen. Die Stationen der Post- und Heerstrassen blieben nicht bloss Herbergen für die durchreisenden Militär- und Civilbeamten, sondern erwuchsen grossenteils zu blühenden Ortschaften. So wurde ein ursprünglich keltisches Dorf Aventicum zur bedeutenden Stadt, und zum Mittelpunkte des römischen Elementes in der westlichen Schweiz. (*Dierauer.*)

Seit der zweiten Hälfte des 3. Jahrhunderts aber begannen die Grundfesten der römischen Herrschaft zu wanken. Schon unter Gallienus, von dem überhaupt der Sturz der Römermacht herdatiert, überfluteten um das Jahr 260 die Alamannen den helvetischen Kanton und brannten Aventicum nieder. Zwanzig Jahre darauf sah man sich genötigt, die Besitzungen zwischen Rhein und Donau definitiv aufzugeben und abermals auf die augustische Grenze zurück zu kommen. Jetzt ward Augusta Raurica der Stützpunkt der römischen Truppen, und nachdem diese Festung einige Jahre darauf von den Barbaren zerstört worden war, trat an ihre Stelle Kaiser-Augst, das neue Castrum Rauracense. Derselben Verteidigungslinie gehören die grossen Bauten an, welche Diocletian und Maximian in Oberwinterthur und Stein am Rhein ausführen liessen. Zum letztenmal ward die

---

[1]) Die römischen Ansiedelungen in der Ostschweiz. Mitteilung. der antiquarischen Gesellschaft Zürich. Bd. XII, S. 272 u. ff.

ganze Rheinlinie von Valentinian I. im Jahr 369 aufs neue mit Wall und Türmen versehen; doch diese vermochten den anstürmenden Germanen nicht lange zu widerstehen und zu Anfang des 5. Jahrhunderts hatte die Herrschaft der Römer in den helvetischen Gauen ihr Ende erreicht.

Die auf dem Boden der Schweiz gefundenen, auf römische Ärzte bezüglichen Inschriften.

Von den bisher bekannt gewordenen Inschriften, welche auf römische Ärzte sich beziehen, sind drei im Gebiete der Schweiz gefunden worden. Die erste derselben gibt uns Kunde von einem im römischen Heere eingeteilten, in helvetischen Landen stationierten Arzte. Diese Inschrift, welche im Jahre 1701 von einem Landmanne bei Windisch zusammen mit einer Graburne gefunden wurde, lautet:

```
Ti CLAUDIO HMNO
MEDICO LEG·XXI
CLAUDIAE QVIETAE EIVS
ATTICVS PATRoNVS
```

Ti(berio) Claudio Hymno medico leg(ionis) XXI Claudiae Quietae ejus Atticus patronus.

Dem Tiberius Claudius Hymnus, Arzt der XXI. Legion und seiner Claudia Quieta Atticus, sein Patron.[1]

Die Inschrift, wie sie hier wiedergegeben ist, ist entnommen aus *Mommsen*, Inscriptiones confoederationis belveticae latinae. Mitteil. der Antiquar. Gesellsch. Zürich, 1854, Bd. X, pag. 52. Daselbst befindet sich ein Verzeichnis aller der Inschriftensammlungen, in welchen dieselbe aufgenommen ist. Über den Ursprung der Gedenktafel schreibt *Mommsen:* „inventa a 1698 ad confluentes Arolam et Ursam eod. C. 220. Gebensdorfi rep. 1698 cum olla sepulcrali; extat ibi in aedibus parochi Wagn. ex duabus ollis sepulcralibus simul repertis alteram in bibl. Zofingensi extare auctor est *Altmann* in Hagenbuchii ep. ms. 1722. 34. Videtur interiisse cum aedes reficiebantur a 1768." — Über den Hergang der Entdeckung fand ich bei *Altmann* (Exercitatio historico-critica de tesseris Badae Helvetiorum erutis. Bernae MDCCL, pag. 49): „Alia insuper occurrit in eodem Vico (Gebisdorf) inscriptio quae anno hujus seculi primo (also 1701!) a rustico eo ipso loco, ubi Ursa Arolae se jungit cum Urna Sepulchrali, quam Lapis cum Inscriptione tegebat, fuit inventa, et quam piae memoriae pater meus ab

---

[1] Vergl. *Oechsli,* Quellenbuch der Schweizergeschichte. Neue Folge, S. 31, Nr 28.

interitu vindicatam muro aedium pastoralium inseri curavit." — *Ferdinand Keller* schreibt in seinem Berichte über Vindonissa (Mitteil. der Antiquar. Gesellschaft, Bd. XV, pag. 145): „Der Grabstein eines Arztes der XXI. Legion, Namens *T. Claudius Hymnus*, findet sich in dem nahen Gebensdorf und ist ohne Zweifel von dem Begräbnisplatz an der Reuss hieher gebracht worden."

Am 10. April 1892 besuchte ich selbst das reformierte Pfarrhaus zu Gebisdorf, doch fand ich die Inschrift nirgends. Der gegenwärtig das Haus bewohnende Herr Pfarrer Zimmerli zeigte mir in der Chronik des Pfarrhauses, die von eben jenem Pfarrer Altmann begonnen wurde, eine Abschrift der Tafel; in dieser steht statt „HYMNO" „PHMNO" Dabei findet sich notiert: „Dieser Stein wurde im alten Pfarrhause eingemauert, im neuen Pfarrhause, welches 1768 erbaut wurde, ist er aber nirgends mehr zu finden."

Es nennt uns diese Gedenktafel den Namen eines Arztes der XXI. Legion, von der wir aus unserem historischen Überblick wissen, dass sie zu Vindonissa ihr Standquartier hatte. Nach *H. Meyer*[1] finden wir diese Legion unter Kaiser Augustus zu Xanten am Niederrhein stationiert, später unter *Claudius* wird sie nach Vindonissa verlegt. Der bewegteste Teil ihrer Geschichte beginnt mit dem Tode des Kaisers Nero, indem sie im Bürgerkriege, der durch die Thronprätendenten Galba, Otho, Vitellius und Vespasian angefacht wurde, eine bedeutende Rolle spielte. Es fällt somit die Redaktion der Inschrift, welche eine der ältesten ist unter denjenigen, die von römischen Legionsärzten uns Nachricht geben, höchst wahrscheinlich ins erste Jahrhundert nach Christi Geburt. *Renier*[2] verlegt sie in die Zeit von 60—70 nach Christus. Nach *Urlich*,[3] welcher in dem Claudius Hymnus den „damaligen Regimentsarzt" der XXI. Legion erblickt, deuten die Namen Claudius und Claudia auf die Zeit des Kaisers Claudius hin. Der Beiname „rapax", den die Legion, wie wir wissen, später trug, fehlt hier. *Briau*[4] schliesst daraus, dass die Inschrift aus einer früheren Epoche der Geschichte dieser Legion stammt. — *Briau* und *Frölich*[5] weisen auf den, durch den Inhalt der Gedenktafel erbrachten Beweis hin, dass die Militärärzte aus den Freigelassenen sich ergänzen konnten.

---

[1] Dr. *H. Meyer*, Geschichte der XI. und XXI. Legion. Mitteilungen der Autiquar. Gesellschaft Zürich, Bd. VII.
[2] Vergl. *Briau* l. c. pag. 74.
[3] *Urlich*, Römische Grabdenkmäler in Bonn. Jahrbücher des Vereins für Altertumsfreunde in den Rheinlanden, IX, pag. 137.
[4] l. c. pag. 74.
[5] l. c. pag. 315.

Während aus dieser Grabschrift unzweideutig hervorgeht, dass schon in den ersten Zeiten des Kaiserreiches den Truppen und so auch den in Helvetien stationierten Legionen Ärzte zugeteilt waren, geben die beiden andern Inschriften uns von römischen Ärzten Kunde, ohne dass dabei von einer Einteilung im Heere die Rede ist.

Im Anfange des Merzens 1825 wurde bey Erweiterung des Todten-Ackers mittagwärts von der Stadt Iferten, ein Stück Landes zur Erbauung der neuen Ringmauer umgegraben, und dabei eine merkwürdige Entdeckung gemacht, deren richtige Mitteilung wir dem Herrn *Correvon de Martines*, einem dasigen Liebhaber helvetisch-römischer Geschichte und Altertümer verdanken. Diese Entdeckung besteht in nicht weniger als fünf sehr gut erhaltenen Gedächtnistafeln und Inschriften von Altären.[1] — Die eine dieser Tafeln, die gegenwärtig im Museum zu Yverdon aufbewahrt ist, trägt folgende Inschrift:

MARTI
AVG
C × SENTVS ᴀ DIᴀD
MENvS × MDICvS
V S L M

Marti Aug(usto) G(ajus) Sentius Diadumenus medicus v(otum) s(olvit) l(ibens) m(erito).

Dem Mars Augustus hat der Arzt Gajus Sentius Diadumenus das Gelübde erfüllt, dankbar dem Verdienten.

Die Inschrift ist bei *Mommsen* unter 136 aufgeführt:

Yverdon rep. 1825 in coemeterio, quod est extra oppidum meridiem versus, extendendo Corr. Extat in curia. (Jetzt im Museum.) Contuli. Correvon de Martines in Schweiz. Geschichtsf. VI, (Bern 1827) p. 96, sq. aere expr. (inde Amati p. 216); *Orelli* 346—152 ab *Ed. Bibero* et *Troyono*; descripsit *F. Dubois*.

Nach *Crottet,* „Histoire et Annales de la ville d'Yverdon," 1859, p. 20, diente der Gedenkstein einer Statue als Piedestal, welche höchst wahrscheinlich in einem Tempel aufgestellt war. Yverdon, der vicus Eburodunum,[2] war zur Zeit der Flavier, unter Trajan,

---

[1] So schreibt der schweizerische Geschichtsforscher, Bd. VI, pag. 96.
[2] Vergl. *Rochat*, Recherches sur les antiquités d'Yverdon. Mitteilungen d. Antiquar. Gesellschaft Zürich, Bd. XIV, pag. 83.

Hadrian und den Antoninen eine blühende römische Ortschaft, die zur Kolonie Aventicum gehörte. Unter Gallien (253—268) wurde dieselbe wahrscheinlich mit Aventicum durch die Alamannen zerstört. An Stelle der Ortschaft errichteten die Römer alsdann ein festes Kastell, das Castrum Ebrodunense.

Auf dem Boden dieses Castrums wurde die Inschrift gefunden, welche das Gelübde des Arztes *Sentius Diadumenus* der Nachwelt verkündigt. So wie unser Legionsarzt von Vindonissa, scheint auch dieser Medicus dem Namen nach griechischer Herkunft gewesen zu sein. Da kein Zusatz auf seine Einteilung unter die Truppen schliessen lässt, so ist anzunehmen, dass er unter der bürgerlichen Bevölkerung seine Praxis ausübte. Dass er indessen den Altar dem Kriegsgotte widmet, dürfte vielleicht doch auf seine Thätigkeit im Heere hindeuten. Vielleicht hat er zu der Zeit, da er, aus dem Dienste der Garnison entlassen, die Tafel weihte, nur noch als Civilarzt fungiert. Nach den Mutmassungen der über diese ex Voto-Inschrift berichtenden Schriftsteller, stammt dieselbe aus dem Ende des 2. oder dem Anfang des 3. Jahrhunderts nach Christus.[1]

Aus derselben Zeit ungefähr datiert eine bekannte, merkwürdige Inschrift aus Aventicum, welche heute in der Hauptfaçade der Kirche St. Madeleine zu Avenches eingemauert zu sehen ist.

```
      N V M I N I B  ·  A V G
      ET · GENIO · COL · HEL
       A P O L L I N I · S A C R
      Q · POSTVM · HYGINVS
      ET · POSTVM · HERMES · LIB ·
      MEDICIS · ET · PROFESSORIB
              D · S · D
```

Numinib(us) Aug(ustorum) et Genio col(oniae) Hel(vetiorum) Apollini sacr(um). Q(uintus) Postum(ius) Hyginus et Postum(ius) Hermes lib(ertus) medicis et professorib(us) d(e) s(uo) d(ederunt).

Den Gottheiten der Kaiser und dem Genius der helvetischen Kolonie (Aventicum), dem Apollo geweiht. Quintus Postumius

---

[1] Vergl. Schweizerischer Geschichtsforscher l. c., pag. 101. *Crottet* l. c., pag. 20.

Hyginus und der Freigelassene Postumius Hermes haben (dieses Haus oder Gerät?) den Ärzten und Lehrern aus ihrem Vermögen gestiftet.¹)

<small>Das ausführliche Litteraturverzeichnis bei *Mommsen* Nr. 164: „Aventici in exteriore parte saccelli S. Mariae Magdalenae vidit *Stumpf.* ibidemque adhuc extat." — Übersetzung und Sinn dieser Inschrift, die ich nach der genauen Kopie *Mommsen*'s wiedergegeben habe, nachdem ich selbst zu Avenches sie eingesehen, waren in der Litteratur der Inschriftenkenner vielfach Gegenstand der Kontroverse. Sehr weitläufig namentlich disputiert darüber der Gelehrte *Bochat* in seinen Mémoires critiques sur la Suisse, Lausanne 1748, welche mir nebst *Wild*, Apologie pour la vieille cité d'Avenches, Bern 1710, zur Orientierung vorlagen. In der Übersetzung habe ich mich, wie bereits gesagt, an die Autorität von Herrn Prof. *Pick* in Zürich gehalten. — Wo der Gedenkstein ursprünglich entdeckt wurde, konnte ich aus keiner Nachricht erfahren.</small>

Es deutet die obige Inschrift, mag man sie auslegen wie man will, darauf hin, dass in Aventicum Lehrer öffentlich angestellt waren, und dass neben diesen auch Ärzte, vielleicht ebenfalls in Lehrstellen, thätig waren. Aventicum, wie wir wissen, der Stützpunkt des römischen Elementes in der Westschweiz, erfreute sich der besondern Gunst des flavischen Kaiserhauses, gewann in kurzer Zeit ein städtisches Ansehen und schmückte sich mit öffentlichen Gebäuden, mit Tempeln, Hallen und Theatern.²) Vermutlich existierte hier, gleichwie in den zahlreichen gallischen Städten, von denen *Bégin* uns berichtet, eine höhere Lehranstalt, an der auch Unterricht in der Medizin erteilt wurde.

Haller ³) begleitet die Inschrift, der Phantasie nach seiner Art etwas frei die Zügel lassend, mit folgenden im ganzen gewiss zutreffenden Conjecturen:

„Eine für uns sehr merkwürdige Inschrift, welche das Gepräge und den Charakter des 2. Jahrhunderts trägt, gedenkt eines Collegiums von Lehrern der Arzneywissenschaft und von Professoren der freyen Künste zu Aventicum in Helvetien. Die helvetischen Jünglinge von Stande hatten bisher, zur Erlernung der Wissenschaften nach Augustodunum (Bibracte) im Gebiete der Heduer, nach Massilien (Marseille, vergl. *Bégin*) und andern entfernten Orten, wo solche betrieben wurden, ja vielleicht sogar nach Rom

---

¹) Vergl. *Pick*, Katalog der antiquarischen Gesellschaft Zürich, II, pag. 11, ebenso *Oechsli* l. c., pag. 27, Nr. 20.
²) Vergl. *Ferd. Keller*, Römische Ansiedelungen, I. Teil, pag. 42.
³) *Haller*, Helvetien unter den Römern, 1. Teil, pag. 170 u. ff.

und Griechenland reisen müssen. Da sich aber, besonders seit der Regierung *Vespasians*, zu Aventicum und anderswo in Helvetien griechische Familien niederliessen, so brachten diese nebst feinern griechischen Sitten auch den Geschmack zu Künsten und Wissenschaften mit sich dahin, und einer von den guten Kaisern *Trajan* oder *Hadrian* erlaubte denen zu Aventicum die Anlegung einer hohen Schule, in welcher verschiedene Wissenschaften gelehrt wurden. Unseres Erachtens war es wohl *Hadrian,* unter dessen Regierung dieses geschah; denn er begünstigte, Spartian zufolge, die Wissenschaften ungemein, weil er selbst einige Kenntnisse hatte. Aller Wahrscheinlichkeit nach waren die meisten Lehrer und Professoren an diesem Collegio zu Aventicum auch griechischer Herkunft, und sie wurden wegen ihrer Gelehrsamkeit und gutem Unterrichte ihren Verdiensten gemäss in Ehren gehalten. Postumius Hyginus und Postumius Hermes, welche diesen geschickten Männern auf ihre eigenen Unkosten ein Denkmal errichteten, waren, wie die Namen ausweisen, selbst begüterte Griechen und angesehene Einwohner zu Aventicum."

Wir sehen, die besprochenen Inschriften, wenn auch klein an Zahl, überliefern uns wertvolle Thatsachen. Sie lehren uns, dass frühzeitig nach Unterjochung von Helvetien durch die Römer, im ersten Jahrhundert nach Christus, mit den Truppen auch römische Ärzte hier ansässig wurden, und dass später, als die römische Kultur des Landes sich bemächtigt hatte, in bedeutenden Ortschaften und Städten Ärzte unter der bürgerlichen Bevölkerung thätig waren.

Ausser den spärlichen Berichten der Schriftsteller und ausser den entdeckten Inschriften gibt es nun aber noch eine weitere für unsere Nachforschungen verwertbare Quelle. Es sind die da und dort ausgegrabenen medizinischen Gerätschaften, welche ein stummes Zeugnis davon ablegen, dass einst in den römischen Provinzen, vor allem in den Standquartieren der Truppen, Ärzte ihre Thätigkeit ausübten. Diese Quelle war es, auf welche ich speciell mein Augenmerk richtete. Was ich im folgenden über Funde berichte, die auf dem Boden der Schweiz gemacht wurden, ist ein Teil nur des Materiales, welches ich im Laufe von Jahren aus den verschiedensten Gegenden des einstigen Römerreiches gesammelt habe, um es womöglich in toto verarbeiten zu können.

Ärztliche Gerätschaften römischen Ursprungs, gefunden auf dem Boden der Schweiz.

Über die den griechischen Mustern nachgebildeten Gerätschaften, wie sie die römischen Ärzte benutzten, sind wir nicht nur durch die Beschreibungen des *Plinius, Celsus* und *Galenus, Aëtius, Paulus von Aegina*, sowie anderer medizinischer Schriftsteller unterrichtet worden, sondern wir kennen dieselben lange schon durch eigene Anschauung aus den bekannten, viel beschriebenen Funden von Pompeji und Herculanum.[1]) Zu Pompeji wurde „im Hause des Arztes" eine grosse Anzahl, zum Teil sehr kunstvoll angefertigter, den verschiedensten chirurgischen Zwecken dienender Instrumente ausgegraben, welche fast alle im Museo nazionale zu Neapel aufbewahrt werden, wo ich dieselben vor Jahren selbst zu sehen Gelegenheit hatte. Vereinzelte Instrumentenfunde aus Gallien und Germanien sind ferner in der archäologischen und medizinischen Litteratur bereits bekannt und beschrieben worden.[2]) Über eine grössere Zahl von Gerätschaften, welche in diesen und andern Provinzen des römischen Reiches entdeckt wurden, bin ich durch die Zuvorkommenheit verschiedener Archäologen in Kenntnis gesetzt worden; insbesondere ist mir unter Vermittlung von Herrn Dr. med. *Fritz* in Zürich durch Herrn Professor *Lindenschmidt* in Mainz das im dortigen Museum befindliche reichhaltige Material in höchst dankenswerter Weise zur

---

[1]) Litteratur über die Instrumente aus Pompeji und Herculanum: *Choulant*, De rebus Pompejanis ad medicinam facientibus. Lips., 1823. — *Bayard*, Catalogus antiquorum monumentorum Herculani effossorum. Neapel, 1754. — *Savenko*, in Frorieps Notizen zur Natur- und Heilkunde. 1822. Nr. 26. — *Kühn*, De instrumentis chirurgicis veteribus cognitis et nuper effossis. Leipzig, 1823. — *Vulpes*, Illustrazione di tutti gli instrumenti chirurgici scavati in Ercolano e in Pompeji. Neapel, 1847. — *Overbeck*, Pompeji, 1884, pag. 461. — Museo borbonico Bd. XIV, T. 35. Bd. XV, T. 23. — *Vacher*, Les instruments de chirurgie à Herculanum et Pomp. Gazette médicale 1867, XXII, pag. 491—494. — *Scoutetten*, Histoire des instruments de chirurg. trouvés à Herculanum et à Pomp. France médicale. Paris, 1867. XIV. pag. 483. — *Quaranta*, I libri di C. Celso volgarizzati, coretti in molti luoghi ed illustrati con gli instrumenti chirurgici e farmaceutici e con i medicamenti trovati nello rovine di Ercolano e Pompei etc. — *Ceci*, Piccoli bronzi del museo nazionale di Napoli. — *Védrènes*, Traductions de Celse. Paris, 1877. — *Neugebauer*, Denkwürdigkeiten der Warschauer ärztlichen Gesellschaft 1882. — *Guhl* und *Koner*, 1862, pag. 296. — *Haeser*, I, pag. 499.

[2]) *Haeser*, I, pag. 498.

Verfügung gestellt worden, so dass ich, in den Besitz von Photographien sämtlicher dortiger Instrumente gelangt, über ein sehr wertvolles Vergleichsmaterial verfüge.

Bei einem archäologischen Streifzuge, den ich im Herbst 1892 durch die zahlreichen Sammlungen römischer Altertümer in der Schweiz unternahm, fand ich eine nicht geringe Zahl von Gerätschaften vor, über deren ursprüngliche Bestimmung zu ärztlichem Gebrauche für den Fachmann kein Zweifel obwalten kann. Ich habe diese Funde durch Photogramme und Zeichnungen illustriert, nach der Gleichartigkeit der Form und Gebrauchsbestimmung zusammengestellt, und lasse hier zunächst die Beschreibung der einzelnen Typen folgen.

Am zahlreichsten finden sich unter diesen Instrumenten **Sonden**[1]) verschiedenster Art vertreten. Wir sehen zunächst jene Form, welche jeder Arzt heute noch in seinem Taschenetui mitzuführen pflegt; es ist die Sonde mit Doppelkern, die $μήλη$ $διπυρήνη$, das Specillum utrinque capitulatum, wie es *Galenus* nennt.[2]) (Taf. I, Fig 1 und 2), Figur 3 und 4 derselben Tafel zeigen uns Sonden mit nur einem Kern; das andere verzierte und verdickte Ende diente wohl nur als Griff. Weiter finden wir eine Form vertreten (Taf. I, Fig. 5, 6, 7), welche nur an einem Ende den ovalen Kern trägt, am andern aber spitz ausläuft und gegen diese Spitze hin am Schafte Canellierung (Fig. 5 und 6), oder vor der Spitze eine eingekerbte Verdickung zeigt (Fig. 7).

Alle diese Sonden dienten ohne Zweifel dazu, um mit dem ovalknöpfigen Ende in Wunden eingeführt zu werden, teils um eingedrungene Fremdkörper, Geschosse etc. nachzuweisen, teils um Splitterung oder Rauhigkeiten an Knochen zu erkennen; überhaupt verrichteten sie alle jene Hilfeleistungen, zu denen schon *Hippocrates*,

---

[1]) Die griechische Bezeichnung ist $μήλη$, die lateinische S p e c i l l u m.

[2]) *Galen* braucht dieses Instrument unter anderem auch bei der anatomischen Präparation: „Ut igitur adamussim id videas, corpus habebis praeparatum tenue et oblongum, cujusmodi sunt dipyrena, specilla utrinque capitulata; erit autem ex materia lignea nempe buxea aut aliqua, tam solida."

De anatom. administr. Cap. I, lib. IX, Tom. IV, pag. 187. Cit. nach Vulpes l. c. S. 115.

Celsus, Galenus und *Paulus von Aegina* die Anleitung gaben[1]) und die dasselbe Instrument heute noch in Krieg und Frieden dem Arzte gewährt. An dem spiralförmig canellierten Ende der zuletzt besprochenen Sondenform, wurden, wie aus verschiedenen Stellen des *Celsus* hervorgeht, mit Medikamenten getränkte oder bepulverte Stoffe aufgewickelt, um mit der Wunde in Berührung gebracht zu werden.[2])

Häufiger noch als den beschriebenen Sondenarten begegnete ich einem Bronzegeräte, welches an einem Ende wieder den Kern, das Knöpfchen zeigt, am andern aber ein kleines Löffelchen von oblonger Gestalt oder dann ein flaches, verschieden geformtes Spatel trägt.

Die erste Form entspricht dem κυαθίσκος oder **Specillum cochleariforme** der Alten (Taf. I, Fig. 8—14), die zweite der ἀνατομήλη oder dem **Specillum aversum sive latum**. (Taf. II, Fig. 1—12.)

Das knöpfchenförmige Ende diente auch bei diesen Instrumenten wieder zum Sondieren; bei vielen derartigen Objekten aber ist der Nucleus zu dick, sowie der ganze Schaft zu plump (z. B. Taf. I, Fig. 8; Taf. II, Fig. 11 und 12) für diesen Zweck, so dass

---

[1]) Über den Gebrauch der Sonde zum Nachweis von Schädelfrakturen berichtet *Celsus* (lib. VIII, cap. 4): „Ergo, qua plaga est, demitti specillum oportet neque nimis tenue, neque acutum; ne quum in quosdam naturales sinus inciderit, opinionem fracti ossis frustra faciat: neque nimis plenum; ne parvulae rimae fallant. Ubi specillum ad os venit, si nihil nisi laeve et lubricum occurrit, integrum id videri potest; si quid asperi est, utique qua suturae non sint, fractum os esse testatur." (Ich entnehme die Citate des *Celsus* aus Traité de médecine de *A. C. Celse*, traduction nouvelle par *A. Védrènes*. Paris 1876).

Paulus von Aegina überzeugt sich bei Schädelfraktur mit den Augen und mit der Sonde, ob Splitter vorhanden sind „διά τε τῆς ὁράσεως καὶ τῆς διὰ τοῦ ὀργάνου μηλώσεως τοῦτο διαγνώσομεν." (Kapitel 90). — (Ich benutze die in meinem Besitze befindliche Ausgabe von *René Briau*, Chirurgie de *Paul D'Egine*, texte grec avec traduction française. Paris 1855.)

Andernorts (Kap. 88) sagt *Paulus*, dass wir mit der Sonde erkennen können, ob das in den Körper eingedrungene Geschoss ein Stück Schaft an sich trägt: „καὶ εἰ μὲν οὐρίσχον ἔχοι τὸ βέλος, τοῦτο δὲ ἐκ τῆς μηλώσεως ἡμῖν γνωρίζεται."

[2]) Diese Manipulation empfiehlt *Celsus* bei Behandlung von Ulcerationen in den Nasengängen: „Involvendum que lana specillum est, et in eo medicamento tingendum eoque ulcera implenda sunt." (lib. VI, cap. 8.)

Um Insekten, z. B. Flöhe, aus dem Gehörgang herauszukriegen, gibt *Celsus* den Rat, eine Sonde, mit Baumwolle umwickelt, einzuführen: „Specillum lana involutum in resinam glutinosissimam maximeque terebinthinam demittendum." (lib. VI, cap. 7.)

Scultetus bildet in seinem Wund-Arzneiischen Zeughauss anno 1679 ein durchaus ähnliches Instrument ab und sagt davon: „Das spitzige und geschraubt End aber wird mit Baumwoll umbunden, damit die Wunden und Geschwür, sonderlich aber die fistulirte Schäden von ihrem anklebenden Unrat zu säubern."

er entweder nur als Griff und Zierart oder aber vermutlich zum kauterisieren [1]) und zur Applikation erwärmter Medikamente gebraucht wurde.[2])

Das löffel- oder spatelförmige Ende hatte den Zweck, Medikamente in Pulver- oder Salbenform aus ihren Behältern zu schöpfen, auf Verbandstoffen auszubreiten, oder direkt auf die Wunden zu bringen.[3]) Das Löffelchen diente ferner zum Entfernen von Fremdkörpern.[4]) Die kleinen Spatelchen, die in Taf. II, Fig. 1, 4, 5 ab-

[1]) Das Glüheisen wurde bekanntlich von den griechischen und römischen Ärzten zu den verschiedensten Zwecken verwendet. „Quae medicamenta non sanant, ea ferrum sanat. Quae ferrum non sanat, ea ignis sanat," sagt *Hippocrates* (Aphorismen). — Zum Kauterisieren dienten Instrumente mannigfacher Form und Art, wie aus den Angaben der Schriftsteller und aus den Funden Pompejis zu ersehen ist. (*Vulpes* l. c , Taf. VII, Fig. 10—13.)

Um das Loch im durchbohrten Ohrläppchen zu verschliessen, braucht *A. Celsus* einfach eine glühend gemachte Nadel „trajicere id cavum celeriter candente acu satis est" (lib. VII, cap. 8). Bei Trichiasis verwendet er eine eiserne Nadel mit Spatelform „tenuis acus ferrea ad similitudinem spathae lata" (lib. VII, cap. 7, § 8). — *Paulus von Aegina* erwähnt mehrfach des kernförmigen, d. h. mit einem Knöpfchen versehenen Glüheisens κωτήρ μυρμοειδής (einem harten Kern ähnlich), Cauterium nucleoforme, cauterium olivae nucleum referens, cauterium olivare; so kauterisiert er den Kopf mit diesem Instrument bei Ophthalmie (cap. 2), Hemicranie (cap. 5): „πυρηνοειδέσι καυτηρίοις τὰ ἀγγεῖα διακίουσιν"; ferner verwendet er dasselbe bei Operation des Leberabscesses: „καυτήρια λεπτὰ πυρηνοειδῆ καύσαντες ἄκρως" (cap. 46).

[2]) Gallam tritam ac laevigatam in promptu reposita servato usu vero expetente, cum specilli nucleo calefacto adhibeto. *Galen*. De compositione medicament., lib. IV, cap. 8, tom. XIII, pag. 435. Vergl. *Vulpes* l. c., pag. 116.

Bei Blutungen in Wunden schreibt *Celsus* bekanntlich vor, die Gefässe zu fassen, doppelt zu unterbinden und zwischen den Ligaturen zu durchschneiden. Wenn die Umstände dies nicht erlauben, ist das Glüheisen in Anwendung zu bringen. „Ubi ne id quidem res patitur, possunt ferro candenti aduri" (lib. V, cap. 26, § 21).

[3]) *Hippocrates* (τὰ εὑρισκόμενα. Sect. 4, pag. 384—407). De ratione victus in morbis acutis) gibt bei Bereitung eines Receptes an, von Kupferoxyd so viel zu nehmen, als drei Spatel fassen: „λεπίδος μηλαὶ τρεῖς τῷ πλάτει". — *Aetius* trägt bei Behandlung der Ozaena Auripigment mit dem Spatel auf „auripigmentum tritum per specillum (scilicet aversum) large admove." (Tetrabibli secundae sermo 2. cap. 91, pag. 321—323. Cit. n. *Neugebauer* l. c. pag. 85.) Derselbe Schriftsteller empfiehlt bei Behandlung von Nasenpolypen Kupfer- und Eisenoxyd mit Alaun einzublasen, oder mit dem Spatel anzubringen. „Squamam aeris et squamam ferri ac alumen scissum, aequis portionibus terito ac insufflato aut per specillum [scilicet aversum], aut in linamento utitor" (l. c. Tetrab. 2, sermo 2, cap. 92, pag. 323—324). Vergl. *Neugebauer* l. c. pag. 92.)

[4]) *Paulus von Aegina* schreibt (cap. 88, pag. 362, Über das Ausziehen der Geschosse): „Wenn gelegentlich Kieselsteine oder Bleistücke, oder andere Schleudergeschosse sich durch die Kraft des Wurfes oder vermöge ihrer eckigen Gestalt versenken, erkennt man diese als rauhe und unebene Tumoren; ferner ist die Continuitätstrennung keine gerade und das Fleisch ist wie abgestorben und livide, ebenso ist der Schmerz ein hochgradiger. Diese muss man mit einem Löffel oder mit der

gebildet sind, dürften jenem Geräte entsprechen, von welchem *Celsus* bei Behandlung des Ankyloblepharon sagt, dass dessen Breitseite zwischen die Augenlider geführt werde.[1]

Grösse und Stärke dieser Löffel- und Spatelsonden, wie ich sie mit deutschen Ausdrücken nenne, wechseln sehr, namentlich ist, wie gesagt, die Dicke des im Querschnitt runden oder eckigen glatten, oder canellierten Schaftes sehr verschieden. Bei einer, durch Herrn Konservator *Ulrich* in Zürich mir freundlichst geschenkten Löffelsonde aus Vindonissa, ist der Schaft äusserst dünn und sehr lang (19 cm), so dass er in tiefe und feine Wundkanäle eingeführt werden konnte. Sehr verschieden ist auch die Form der Löffelchen[2]; bald ist dieses kurz — bald gestreckt-oval oder myrthenblatt-ähnlich. Desgleichen variirt die Gestalt des Spatels an der Spatelsonde; im ganzen zeigen diese genau dieselben Formen, welche der Apotheker heute noch zum Salben- und Pflasterstreichen benutzt. Es lassen sich unter denselben drei Typen unterscheiden, nämlich die

---

Curette der Wundsonde entfernen, oder wenn die Verhältnisse es erlauben, mit einer Pincette oder Zange. .ἣι οὖν ταῦτα μοχλεύσαντα δὶ ἀναβολέων ἢ κυαθίσκον τραυματικῆς μηλωτίδος 'ἀναβάλλειν. — Über das Einheilen der Fremdkörper sagt *Paulus* am nämlichen Orte: „Bei vielen bleiben die Geschosse versenkt und die Wunde schliesst sich. Nach langer Zeit entwickelt sich an dieser Stelle ein Abscess, der sich öffnet, und das Geschoss kommt zum Vorschein!" Ich führe diese Stelle beiläufig an, um zu zeigen, dass die Beobachtungen über Einheilen von Projektilen weiter zurück zu verfolgen sind, als bis auf *Fabricius Hildanus* und *Ambroise Paré*, mit welchen bei geschichtlichen Überblicken über dieses Kapitel meist begonnen wird.

Das Löffelchen wurde auch als Curette, als scharfer Löffel benutzt, wie aus einer Stelle *Galens* hervorgeht. „Specilli concavo superficiem (palpebrarum inversarum) deradentes." De comp. medicament, lib. VII, cap 2, tom. XIII, pag. 425. Edit. Curt.

[1] „Igitur aversum specillum inserendum, diducendaeque eo palpebrae sunt." *Celsus*, lib. VII, cap. 7, § 6.

[2] Ein der κυαθισκομήλη ganz ähnliches Löffelchen wurde von den Römern zu nicht ärztlich pharmazeutischen Zwecken verwendet. In der Vendée wurde im Jahre 1847 das Grab einer Malerin entdeckt. In diesem Grab befanden sich neben zahlreichen Farbengefässen, Alabastermörsern zum Verreiben der Trockenfarben, zwei Bronzelöffelchen in einem Etui; das letztere ganz ähnlich dem auf Taf. IV abgebildeten. Diese Löffelchen tragen am andern Ende ebenfalls den Knöpfchen, sie sind aber im Mittelstück anscheinend dicker. Dieselben dienten ohne Zweifel zum Mischen der Farben. Vergl. *O. Jahn*, Über Darstellungen des Handwerks und Handelsverkehrs auf antiken Wandgemälden. Leipzig, 1868. Taf. V, Fig. 10 und 11. Desgl. *Blümner*, Technologie, III, pag. 458.

Nach einer absonderlichen Vermutung sollen solche Löffelchen auch dazu gedient haben, um die Thränen aufzufangen und in die Lacrymatorien zu schöpfen. (Catalogue of the Museum of antiquities Caerleon, pag. 68.)

Pfeilform, (Taf. II, Fig. 11) die Ruderform, (Taf. II, Fig. 2 und 3) und die oblonge Myrthenblattform (Taf. II, Fig. 10 und 12). Die meisten dieser Instrumente zeigen ein ganz flaches, ebenes Blatt, einzelne sind in der Mitte der Längsrichtung winklig eingebogen. (Taf. II, Fig. 9.) — Fast alle Sonden und Spatel sind aus Bronze angefertigt, seltener bestehen sie aus Bein (Taf. II, Fig. 3). Einzig steht unter unsern Schweizerfunden da ein zu Aventicum ausgegrabenes, mit Silber eingelegtes Bronze-Spatel von 6 cm Länge.[1]

Einzelne Löffelsonden zeigen an Stelle des Knöpfchens ein mehr spitz, wenn nicht scharf auslaufendes Ende, welches mit einem Öhr versehen ist. (Vergl. Taf. I, Fig. 14.) Dieses Öhr diente, wie ich vermute, zum Durchziehen von Ligaturen, so wie dies *Hippocrates*[2] und *Celsus*[3] z. B. bei Behandlung der Anusfistel empfehlen.

Über den Gebrauch der in Taf. II, Fig. 13, 14, 15, abgebildeten Geräte bin ich nicht im klaren. Eine dazu passende Schilderung in den Klassikern fand ich nicht, ebenso nicht ein Analogon unter den Funden Pompejis,[4] wohl aber findet sich Nr. 15 (in halber Grösse photographiert) auch unter den Instrumenten der Mainzersammlung. *Heister*[5] gibt die Zeichnung eines dem letztern sehr ähnlichen „Sucherlin's", von dem er sagt, dass es an einem Ende platt war, um dadurch die Ritzen oder Fissuren in der Hirnschale und andern Beinen zu erforschen. Ich halte es für wahrscheinlich, dass das platte gezähnelte Ende zu diesem Zwecke diente. *Celsus* spricht an einer

---

[1] Vergl. Mitteilungen der antiquar. Gesellsch. Zürich, Bd. XVI, pag. 11.
Bursian, Aventicum Helvetiorum. Hier findet sich die Anmerkung: „Vielleicht zur enkaustischen Malerei bestimmt." Ich habe mir das Objekt in Avenches genau betrachtet und bin durch Vergleich mit andern Funden aus Frankreich (Vergl. l'*édrènes* Pl. IV, Nr. 4, Pl. II, Nr. 6) zur Überzeugung gelangt, dass auch hier ein zu ärztlichpharmazeutischen Zwecken dienliches Instrument vorliegt.

[2] *Hippokrates*, τὰ εὑρισκόμενα, de fistulis sect. 6, pag. 883—890.

[3] *Celsus*, lib 7, cap. 4, de fistulis.

„Propriam etiamnum animadversionem desiderunt eae (scilicet fistulae) quae in ano suut. In has demisso specillo ad ultimum ejus caput incidi cutis debet: dein novo foramine specillum educi lino sequente, quod in aliam ejus partem, ob id ipsum perforatum, conjectum sit. Ibi linum prehendendum vinciendumque cum altero capite est, ut late cutem, quae super fistulam est, teneat: idque linum esse debet crudum et duplex triplexve sic tortum, ut unitas facta sit.

[4] Das Instrument, welches *Vulpes* l. c. Taf. III, Fig. 6, als Sonde mit glatten Linien betrachtet, halte ich für einen gewöhnlichen Stylus.

[5] *Heisters* Chirurgie, 1763, Taf. I.

Stelle von der rauhen Sonde, dem „Specillum asperatum".[1]) Vielleicht ist unser Instrument damit gemeint.

Zu den Löffelsonden gehören auch die in grösserer Zahl ausgegrabenen Ohrlöffelchen (Specillum auricularium), die sowohl zu ärztlichem Gebrauch, d. h. zum Entfernen von Fremdkörpern aus Ohr und Nase,[2]) als auch zu Toilettezwecken dienten. (Taf. III, Fig. 3, 5, 7.) Manche dieser kleinen, langgestielten Bronzelöffelchen (Taf III, Fig. 1, 2, 4) wurden wohl in der Hand von Ärzten oder Laien hauptsächlich zum Herausholen von Substanzen aller Art aus lang- und enghalsigen Gefässen benutzt. In den kleinen runden, zum Teil aus Silber angefertigten Löffelchen, wie sie in Taf. III, Fig. 9—11, dargestellt sind, wurden höchst wahrscheinlich pulverförmige Medikamente dosiert oder geschmolzen, oder Salben erwärmt.[3])

---

[1]) Lib. VI, cap. 6, § 27.
Bei einer Spatelsonde, die zu Neuwied am Rhein gefunden wurde, befindet sich das Öhr sowohl im knöpfchenförmigen Ende, wie auch an der Lamelle des Spatels selbst. Vergl. *Dorow*, Römische Altertümer am Rhein. Taf. XVIII, Fig. 15.

[2]) *Celsus* sagt über das Entfernen von Fremdkörpern aus dem Gehörgang: „Sin aliquid examine est specillo auriculario protrahendum est, aut hamulo retuso paulum recurvato." (Lib. VI, cap. 8, § 9.)
Ebenso benutzt *Celsus* dieses Instrument, um den in die Harnröhre zufällig gelangten Blasenstein zu entfernen: „Nonumquam prolapsus in ipsam fistulam (scilicet in urethram) calculus quia subinde ea extenuatur non longe ab exitu inhaerescit. Eum, si fieri potest oportet evellere vel oriculario specillo, vel eo ferramento, quo in sectione (scilicet in lithotomia) calculus protrahitur."

[3]) Ähnliche Löffelchen dienten auch als Kultusutensilien. Vergl. Mémoires de la société d'émulation de Montbéliard, XVIII me vol., pag. 1, pl. IV.
Vulpes (l. c. Taf. VI, Fig. 2) deutet ein in Pompeji neben dem Aderlass-Scalpel gefundenes, verziertes rundes Löffelchen, als ob es zum Auffangen und Besichtigen des Aderlassblutes diente, und beruft sich auf eine Stelle des *Celsus*, lib. II, cap. 10. — In einem in Gallien gefundenen Besteck eines Arztes befindet sich ein derartiges rundes Löffelchen mit einer Ausbuchtung, einem Schnabel zum Entleeren des geschmolzenen Inhalts. Revue archéol. 1882, pag. 2.
Taf. III, Fig. 8 stellt eine ligula dar, wie sie ähnlich in den Mitteil. der antiquar. Ges. Zürich, Bd. XXI, pag. 51 beschrieben und abgebildet ist; nur erscheint sie dort viel zierlicher. Die beigegebene Erklärung lautet: Kleiner Löffel zum Herausnehmen der Salbe. Es wurde vor einigen Jahren ein ähnlicher Löffel gefunden und zunächst dabei Bruchstücke eines zierlichen Gefässes von weissem Glas. Dieses Gefäss mochte eine Höhe und einen Durchmesser von 30—40 mm haben. Das Löffelchen diente offenbar zum Herausnehmen von Pomade und gehörte einer römischen Dame zu Aventicum. — So kann auch unser Löffelchen aus Vindonissa in Laienbesitz sich befunden haben.
Unklar ist mir der Zweck des in Taf. III, Fig 12, abgebildeten flachen, grossen Bronzelöffels mit dem Halbmond am andern Ende. Er erinnert an die Geräte, welche Apotheker, Droguisten etc. zum Aufschöpfen pulverförmiger Substanzen benutzen.

Pincetten. Vulsellae. λαβίδες ἢ μιδία.

Solche wurden von den Römern nicht nur als ärztliche Instrumente benutzt, sondern sie dienten, allerdings meist in gröberer Form und Bearbeitung, zu andern Zwecken, so zum Entfernen der Schnuppe vom Dochte der Öllampe, sowie zum Hervorziehen des letztern.[1]) Ferner wurden sie, wie schon in prähistorischer Zeit, als Toilettegegenstände zum Ausziehen der Barthaare verwendet;[2]) auch standen sie bei Handwerkern verschiedener Art in Gebrauch, teils um feine Gegenstände aus andern herauszulesen, so wie wir dies heute noch beim Uhrenmacher sehen, teils um erhitztes Metall zu fassen.[3])

Aus diesen, zu verschiedenem Gebrauch dienenden Pincettenformen römischer Provenienz, von denen ich in den Sammlungen der Schweiz eine Anzahl zerstreut aufbewahrt fand, habe ich einige

---

[1]) *Neugebauer* sagt in seinem Aufsatze „Über Pincetten alter Völker" (Korrespondenzblatt der deutschen anthropol. Gesellschaft 1884, Nr. 11): „Es ist authentisch bezeugt, dass, wo man immer bei den Ausgrabungen auf den Ruinenstätten von Pompeji und Herculanum in den Wohnhäusern auf dergleichen Lampen stiess, gewöhnlich zusammen mit denselben auch Pincetten gefunden wurden, so dass letztere mithin notwendig ein Zubehör zu erstern gewesen sein mussten. Als Zubehör zur Öllampe kann aber die Pincette auch in jenen Römerstädten Bestimmung gehabt haben, um zum Beseitigen des verkohlten Teils des brennenden Lampendochtes oder mit andern Worten als Lampenschneuze zu dienen." (Delle antichità di Ercolano tomo ottavo o sia delle luzerne, delle lauterne e dei candelabri. Napoli 1792.)

Vergl. u. a. Mitteil. der antiquar. Ges. Zürich, Bd. XV, Taf. XI, Fig. 39. *Guhl* und *Koner*, pag. 600.

[2]) Was die Benutzung der Pincette als kosmetisches Instrument betrifft, sagt *Neugebauer*, so ist hervorzuheben, dass das heute durch die ganze civilisierte und halbcivilisierte Welt verbreitete, mit Hülfe von Schere und Rasiermesser, bei einzelnen Völkern auch mit Hülfe chemischer Mittel bewerkstelligte Beseitigen des Haares von einzelnen Teilen des Körpers eigentlich ein sehr alter Brauch ist, der wahrscheinlich schon aus dem grauesten Altertum stammt; bereits die alten Griechen scheinen denselben seit jeher in ausgedehntem Masse geübt zu haben. Ja, diese Sitte nahm bei ihnen schon zeitig eine geradezu missbräuchliche Form an, eine Form, bei welcher namentlich auch die Pincette eine wichtige Rolle spielte. Dies ist so zu verstehen, dass man sich bei ihnen nicht damit begnügte, die Haare durch die gewöhnlichen Hülfsmittel zu entfernen, sondern, wo womöglich eine bleibende Enthaarung zu erzielen, rupfte man sie mit der Pincette förmlich aus. Die zu solchem Zweck benützte Pincette selbst hatte sogar ihre besondere Benennung, man bezeichnete sie als τριχολαβίς.

Die Haarzwicken bilden in prähistorischen Gerätefunden häufig vorkommende, den Archäologen längst bekannte, interessante Objekte.

[3]) So z. B. in Schlosserwerkstätten aus römischer Zeit. Vergl. Mémoire de l'académie royale de Metz, 1841. Römische Ansiedelung zu Hierople bei Forbach.

Typen herausgelesen und zusammengestellt. (Taf. III, Fig. 13—19.) Nach wohlerwogener Differentialdiagnose, d. h. nach Vergleich eines grossen mir aus der archäologischen Litteratur bekannten Materials, nach Vergleich speciell mit den zu Pompeji ausgegrabenen, von *Vulpes* (Taf. V) abgebildeten Arten, nach Vergleich ferner mit den heute noch gebräuchlichen Formen, glaube ich einen Teil derselben mit Sicherheit als ärztliche Gerätschaften taxieren zu dürfen. So wie *Neugebauer* fand ich bei diesem Vergleiche speciell die langen schmalblättrigen und gezähnten Pincetten ihrer Konstruktion nach in so hohem Grade mit den heutigen, gezähnten Pincetten (Fig. 14, 17, 19) übereinstimmend, dass ich nicht im Zweifel sein konnte, in ihnen die wirklichen chirurgischen Pincetten der alten griechischen und römischen Ärzte vor mir zu haben, deren in den hippocratischen Werken [1] sowohl, als in den spätern Schriften von *Celsus*,[2] *Galenus*,[3] *Paulus von Aegina*[4] vielfach Erwähnung gethan wird. — Fig. 15 repräsentiert den Typus der breitblättrigen Bartzwicke.

Zangen. Forcipes. λαβίδες.

Äusserst seltene Fundstücke sind die in Taf. IV, Fig. 1 und 2, abgebildeten Bronzezangen.

Die eine derselben (Fig. 1) ist im Besitze des antiquarischen Museums zu Basel und wird im Kataloge der dortigen Sammlung

---

[1] In der pseudohippocratischen Schrift „περὶ ἀφόρων" wird das Instrument unter anderm zur Entfernung von Uteruspolypen empfohlen: „ἢν δὲ ἐνδέχηται ἐν τῷ στόματι τῆς μήτρης, λαβίδι ὡς λεπτοτάτῃ etc." Vergl. *Neugebauer*, l. c.

[2] *Celsus* bedient sich der vulsella, um beim Durchtrennen des zu kurzen Zungenbändchens die Zungenspitze zu fassen. „Horum extrema lingua vulsella prehendenda est" (lib. V, cap. 12, § 4).

Bei kompliciertem Bruche der Nasenbeine entfernt *Celsus* damit bewegliche Knochenfragmente, „fragmentum vulsella extrahitur" (lib. VIII, cap. 5).

Bei Gangraena praeputii spaltet er das letztere über der Sonde, fasst die Zipfel mit der Pincette, „deinde orae vulsella prehendendae" (lib. XI, cap. 18, 3).

Bei Excision der Uvula fasst er diese mit der Pincette, „neque quidquam comodius est, quam vulsella prehendere" (lib. XII, cap. 12, 3).

Ebenso verwendet er das Instrument bei gynäkologischen Eingriffen; vide lib. VII, cap. 28, „de naturalium feminarum concubitum non admittentium curatione".

[3] *Galen* bedient sich unter anderem der „λαβίς", um Fremdkörper aus der Nase zu extrahieren. (De composit. med. lib. III, cap. 3, pag. 418. Vergl. *Vulpes* l. c. pag. 137.)

[4] *Paulus von Aegina* gebraucht die τριχολαβίς zum Epilieren bei der Trepanation (lib. VI, cap. 90).

von Herrn Professor *Bernoulli*, der mir in dankenswertester Weise eine Photographie anfertigen liess, folgendermassen kurz beschrieben: „Zange von schlanker Form und feiner Arbeit, offenbar ein kosmetisches oder chirurgisches Instrument. Die beiden Zangenenden sind auf einer Seite gegen einander gewölbt und gezähnt. Länge 0,203. Beim Tempel in Augst gefunden." — Dasselbe Instrument ist schon im Jahre 1763 von *Bruckner*[1]) abgebildet worden und es gibt dieser Autor zu seiner wohlgelungenen Figur folgende Erklärung: „Auf dieser Kupferblatte ist ferners eine metallene, recht schöne Zange nach der wahren Grösse gezeichnet. Sie ist in der Gegend zu Augst gefunden worden, wo die Überbleisel des Tempels stehn, und daher muhtmassen wir, es möchte eine Opferzange gewesen sein. Die Augures oder Priester, so aus dem Eingeweide der Opferthiere den zukünftigen Erfolg der Begebenheiten zu errahten suchten, gebrauchten sich zu Aufhebung und Auseinanderwicklung des Gedärms verschiedenen Geräths, worunter auch die Zange war: dise ist „Forceps denticulata", an dem Haltungs-Ort eingeschnitten wie Zähne; daher zu Vesthaltung des fetten Eingeweydes sehr brauchbar."

Ein Analogon zu diesem Instrumente bildet eine, in Grösse, Form und Bearbeitung fast genau übereinstimmende Zange, die, auf dem Territorium von Aventicum gefunden, im Museum zu Avenches aufbewahrt ist. Es wird dieselbe in den Mitteilungen der antiquarischen Gesellschaft Zürich,[2]) durch eine wenig getreue Skizze illustriert und als chirurgische Zange bezeichnet. Dieses zweite Bronzegerät hat eine Länge von ebenfalls 19 cm. (Unser Photogramm, Taf. IV, Fig. 2, zeigt es in halber Grösse.) Eine der gezähnten Branchen ist abgebrochen. Die Griffe zeigen etwas mehr Verzierung als das Basler Instrument. — Die ganze Form, welche die beiden Instrumente darbieten, die Krümmung der Branchen namentlich erinnert an jene Zangen, wie sie heute und schon zur Römerzeit[3]) von den Schmieden gebraucht wurden, um glühendes Metall aus der Esse

---

[1]) Versuch einer Beschreibung historischer und natürlicher Merkwürdigkeiten der Landschaft Basel, XXIII. Stück, pag. 3019.
[2]) Bd. XVI, Taf. 21, Fig. 14.
[3]) Vergl. *Ceci* l. c., Taf. X, Fig. 20.

zu nehmen. Nur sind eben diese Geräte von roher Arbeit und viel massiver. Die künstliche Bearbeitung in Bronze an unsern Zangen spricht dafür, dass sie keinem gewöhnlichen Zwecke dienten. Die gezähnten, auf vorspringender Kante sitzenden Enden lassen darauf schliessen, dass sie dazu gebraucht wurden, um einen Gegenstand sicher zu fassen und ihn aus der ihn festhaltenden Umgebung herauszuziehen.

Und nun frage ich mich, haben wir es hier mit chirurgischen Instrumenten zu thun, oder trifft die Vermutung *Brucknеrs* zu, nach welcher die Zange ein Opfergerät darstellt? Die Fundstätte des einen Instrumentes in der Nähe des Tempels zu Augusta Rauracorum liefert für die Ansicht *Brucknеrs* keinen Beweis; das Instrument konnte durch Zufall an diese Stelle gelangt sein. Wir erinnern uns auch, dass nach den Ausführungen *Bégins* in gewissen Tempeln oder in deren Nähe wahrscheinlich Unterkunftslokale für Kranke errichtet waren. Vergebens habe ich mich ferner bemüht, in archäologischen Werken eine Beschreibung oder Abbildung derartiger zangenförmiger Opferwerkzeuge zu finden. Bei *Guhl* und *Koner*[1]) nur traf ich eine Notiz, wonach auf einem Denar sich eine Abbildung von Opfergerätschaften zeigt, unter denen neben Lyra und Lorbeerzweig auf einem Puteal ein zangenartiges Instrument dargestellt zu sein scheint. Unter den beschriebenen Funden aus Pompeji und Herculanum fand ich bei den Opfergerätschaften nichts derartiges. *Ceci* gibt in seiner Sammlung kleiner Bronzen eine grössere Zahl von sogenannten Auguren-Instrumenten wieder, und zwar auch solche, die angeblich zum Inspizieren der Eingeweide dienten;[2]) eine Zange findet sich nicht unter denselben. Auch in der Litteratur ist nach privater Mitteilung von Herrn Professor *Blümner* von der Verwendung eines zangenartigen Gerätes zu dem angegebenen Zwecke nichts bekannt. Zarte Eingeweide, z. B. Därme, müssten übrigens, wie ich meine, beim Anfassen mittelst eines solchen gezähnten Instrumentes leicht einreissen, wobei der Inhalt sich entleeren würde; ein Ereignis, welches die Herren Auguren wohl zu vermeiden suchten.

---

[1]) l. c., pag. 727, Fig. 512.
[2]) l. c., Taf IV, Fig. 37—40 „Divers instruments dont se servait l'haruspice pour consulter les entrailles des victimes."

Wir haben uns nunmehr zu erkundigen, ob diesen Zangen ähnliche Instrumente anderwärts unter Verhältnissen gefunden worden sind, welche mit etwelcher Sicherheit den Schluss ziehen lassen, dass dieselben zu ärztlichem Gebrauche bestimmt waren. Wenden wir uns wieder zuerst den Funden aus Pompeji zu, so begegnen wir im Instrumentarium der dortigen Kollegen einem sehr ähnlichen Geräte.¹) Im weitern wurde eine Zange von verwandter Form (vgl. die nebenstehende Zeichnung) unter 17 chirurgischen Instrumenten entdeckt, welche im Jahre 1882 in der Nähe von Paris bei Saint Marcel,²) in einer bronzenen Vase geborgen, ausgegraben wurden, wo also über den ursprünglichen Zweck kein Zweifel herrschen kann. Mit dieser letztern Zange stimmt in der Form auffallend genau eine zu Bonn³) isoliert gefundene überein. — Von diesen drei Geräten, die sicher chirurgischen Zwecken dienten, unterscheiden sich unsere einheimischen Instrumente einzig und allein durch die geschweifte Form der Branchen unterhalb der gezähnten Flügel; im übrigen haben sie fast genau dieselbe Grösse, und ich glaube darum, dass wir, trotz dieser wenig bedeutsamen Abweichung der Form, mit Sicherheit annehmen dürfen, dass sie zum nämlichen Gebrauche bestimmt waren.

Welches war nun diese Bestimmung? Wenn wir diese Zangen mit ähnlichen Geräten unseres modernen chirurgischen Instrumentariums vergleichen, so müssen wir auf den Gedanken kommen, dass wir hier zweifellos Knochen- oder Sequesterzangen vor uns haben.

---

¹) Vergl. *Vulpes*, Pl. II, Fig. 1.
²) Notice déscriptive sur une trousse de médecin au IIIme siècle. Revue archéologique, 1882, pag. 1.
³) Katalog des Mainzer Museums, Taf. XXII, Fig. 7. Wundzange, 18,6 cm, Erz; bei Bonn gefunden, im Museum in Bonn.

Sehen wir zu, was die Klassiker von derartigen zangenartigen Utensilien berichten.

Paulus von Aegina erwähnt bei Beschreibung der Trepanation, dass das ausgelöste Knochenstück nicht auf einmal, sondern stückweise mit den Fingern, und wenn dies nicht möglich, mit einer **Zahnzange** oder **Knochenzange**, einer **Haarpincette** oder einem ähnlichen Instrumente zu entfernen sei.[1]

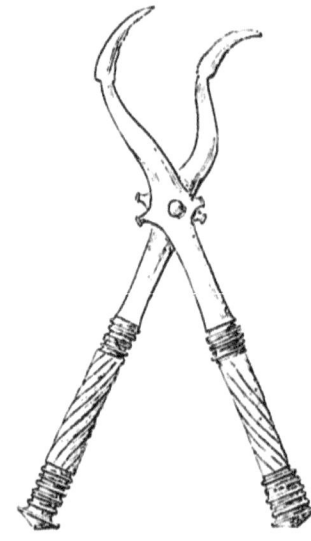

Zu der geschilderten chirurgischen Manipulation könnte sehr wohl unsere Zangenform gedient haben, wenn auch besser für diesen Zweck geeignet und unseren jetzt gebräuchlichen Sequesterzangen ähnlicher das von *Vulpes* und *Quaranta* zuerst beschriebene Instrument aus **Herculanum** erscheint.[2] (Vergl. nebenstehende Zeichnung.) — *Celsus* spricht verschiedenenorts vom Gebrauch der Zange, insbesondere in seinem bekannten Kapitel über Kriegschirurgie. Er bedient sich des Forceps zur Extraktion der ins Fleisch eingedrungenen oder im Knochen steckengebliebenen Geschosse: Pfeile, Bleistücke, Kieselsteine.[3] Angaben über die

---

[1] „εἰ μὲν δυνατὸν, τοῖς δακτύλοις· εἰ δὲ μὴ ὀδοντάγρᾳ ἢ ὀστάγρᾳ, ἢ τριχολαβίδι ἢ τοιούτῳ τινί." (Kap. 90.)

Zur Entfernung von eingedrungenen Schleudergeschossen bedient er sich, wie wir gesehen haben, (vergl. pag. 30) der Löffelsonde oder, wenn die Verhältnisse es erlauben, der Zahnzange oder Wurzelzange: „εἰ δὲ προσδέχοιτο καὶ δι᾽ ὀδοντάγρας ἢ ῥιζάγρας ἐξέλκειν." (Kap. 88.)

Der Wurzelzange entspricht am besten die Abbildung eines Instrumentes mit spitzen Branchen, welche *Sarenko* l. c. gibt. — Über das Ausziehen der Zahnwurzel sagt *Celsus* (lib. VII, cap. 12, 1): „ad id facto forcipe, quam ῥιζάγραν Graeci vocant eximenda est."

[2] *Vulpes*, l. c., Taf. I, *Quaranta*, Osservazioni sopra un antico forcipe pompejano. Napoli 1852. Diese Zange ist nicht identisch mit der früher erwähnten.

[3] Vom Ausziehen der Pfeil- und Speerspitzen sagt *Celsus*: „Wenn der Schaft schon abgefallen ist, und der eiserne Teil allein darin steckt, fasst man die Spitze mit den Fingern oder einer Zange und zieht sie heraus: „mucro vel digitis apprehendi, vel forcipe, atque ita educi debet." lib. VII, cap. 5, 2.

Beschaffenheit dieser Forcipes gibt er nicht, doch leuchtet ein, dass zu der von ihm beschriebenen Technik ein kräftiges und doch schlankes Instrument mit gezähnten Branchen am besten verwendbar war.

Eine dritte Art von Geschossen, welche man zuweilen ausziehen muss, besteht in Bleikugeln, Kieselsteinen oder ähnlichen Körpern, welche, nachdem sie die Decke durchbohrt haben, sich in das Fleisch einsenken. „In omnibus his latius vulnus aperiendum, idque, quod inest, ea qua venit forcipe extrahendum est. . . . In osse usque eo movendum est, donec laxetur is locus, qui mucronem momordit, et tunc vel manu vel forcipe telum extrahendum est" (lib. VII, cap. 5, 4).

Bei Behandlung der Frakturen des Schädels mit Trepanation spricht *Celsus* von einer, zur Entfernung mobiler Knochensplitter dienenden Zange. „Deinde si qua labant, et ex facili removeri possunt, forcipe ad id facto colligenda sunt" (lib. VIII, cap. 4).

In dem erwähnten, vom Ausziehen der Pfeile handelnden Paragraphen seiner Kriegschirurgie spricht *Celsus* von einer Gerätschaft, welche dazu diente, um in dem eröffneten Schusskanal die Wundränder auseinander zu halten. „Sed inde aperta via caro diduci debet ferramento facto ad similitudinem graecae litterae Y. (Nach anderer Losart handelt es sich um ein *ψ*. Vergl. *Védrènes*, pag. 672.) *Frölich* (l. c., pag. 297) weist darauf hin, dass unter den pompejanischen Instrumenten sich eines befinde, welches zu diesem Zwecke der Wunddilatation gedient haben konnte. Es ist damit jene von *Vulpes* (Taf. V, Fig. 4) abgebildete Schieberpincette gemeint, die von *Guhl* und *Koner* und in andern Werken reproduciert worden ist. Es ist ein Instrument mit gezähnten Branchen, versehen mit einem als Schieber dienenden Ring. — **Dieses Instrument muss, wie ich vermute, in der Fremdkörperchirurgie der römischen Ärzte eine wichtige Rolle gespielt haben.** Es erscheint zum Fassen und Extrahieren steckengebliebener Geschosse besonders geeignet. Das schnabelförmige Ende wurde geschlossen und mit vorgeschobenem Ring in die Wunde eingeführt. Indem man den Schieber zurückzog, wurde durch die federnden Branchen der Wundkanal erweitert. Der Fremdkörper wurde nun durch den Schnabel gepackt, durch Vorschieben des Ringes zwischen die Zähne eingeklemmt und extrahiert. So stelle ich mir die Art des Gebrauches vor. *Vulpes* vermutet, dass diese Pincette, entsprechend unsern heutigen Schiebern, auch zum **Unterbinden der Gefässe** gedient habe, welche Möglichkeit ich nicht bestreiten will. — Es ist dieses Instrument nun aber nicht allein von den städtischen Chirurgen zu Pompeji benutzt worden, sondern es scheint dasselbe allgemein bekannt und verbreitet gewesen zu sein; so wurde es in den Rheinlanden ausgegraben, wohin es höchst wahrscheinlich durch einen römischen Militärarzt gelangt war. Zwischen Neuss und Xanten am Niederrhein wurde vor Jahren ein ganzes chirurgisches Besteck gefunden, bestehend aus zwei Löffelsonden in einem Futteral (vollständig ähnlich dem auf Taf. IV abgebildeten), einem Arzneikästchen aus Bronze nebst dieser Schieberpincette (vergl. nebenstehende Zeichnung) und einer Lanzette. Diese Bronze-Instrumente sind im Berliner Antiquarium aufbewahrt, woselbst ich dieselben eingesehen habe. (Vergl. Jahrbuch des Vereins der Altertumsfreunde im Rheinlande, Bd. XIV, Taf. I und II.) — Das nämliche Geräte befindet sich ferner unter dem erwähnten, von *Toulouse* beschriebenen chirurgischen Besteck des gallischen Arztes

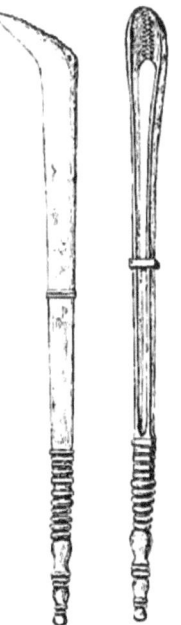

Chirurgische Messer. Cultri, Scalpelli.[1]

Wohl finden sich unter den Messern römischen Ursprungs, welche in unsern Museen vorhanden sind, da und dort solche, die vermöge ihrer eigenartigen Form und Bearbeitung den Gedanken an eine einstige Bestimmung zu chirurgischem Gebrauch erwecken könnten.[2] Als chirurgisches Messer aber darf ich nur eines mit Gewissheit betrachten; es ist ein im Besitze von Herrn Dr. *Schaufelbüel* in

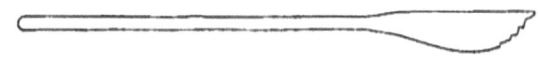

aus der Nähe von Paris (vergl. pag. 37), doch fehlt hier der Schieber. Endlich ist dasselbe in einem chirurgischen Instrumentarium vertreten, welches auf der Insel Meios im Grabe eines Arztes gefunden wurde. Hier sind die Instrumente aus Kupfer gearbeitet und jedenfalls viel älter als alle die übrigen erwähnten Funde. (Vergl. Recueil des travaux de la société allemande de Paris, 1856, pag. 59—61.) — Zu erwähnen ist noch, dass zu Pompeji ein Wandgemälde aufgefunden wurde, welches den Arzt *Jasis* darstellt, wie er den am Schenkel verwundeten *Aeneas* behandelt. Dieser Chirurg steht im Begriff, ein Geschoss zu extrahieren, und benutzt dabei, so viel aus den Abbildungen *Darembergs* und *Neugebauers* zu erkennen ist, ein unserer Schieberzange ähnliches Instrument. (Vergl. *Daremberg*. Dictionnaire des Antiquités, 1. Bd., pag. 1109. *Neugebauer* l. c., pag. 149. *Scoutetten* l. c.)

Die Angabe *Frölichs* (pag. 299), dass uns Abbildungen chirurgischer Instrumente und Operationen aus dem griechischen und römischen Altertum nicht übrig geblieben seien, ist nicht ganz richtig. Hier bemerke ich nur, dass *Daremberg* einen Grabstein „Marbre funéraire du Musée Lateran" abbildet, auf welchem zahlreiche künstliche Gerätschaften, darunter auch eine gezähnte Zange figurieren. (Vergl. *Daremberg* l. c., Fig. 1415.)

[1] *Védrènes* bildet in seinen Illustrationen zu Celsus (Pl. V, Fig. 8 und 9) zwei Messer aus den Museen „du Louvre et de Cluny" ab, welche, in der Form unsern Amputationsmessern sehr ähnlich, zum Teil sehr kunstvoll verziert sind. Von einem dieser Bronze-Instrumente (Fig. 8), welches zu Auvenay gefunden wurde, sagt er: „celui-ci parait provenir de l'émigration helvétique, refoulée par Jules César. La forme de cet instrument rapelle celle des couteaux de bronze, qu'on trouve dans les ruines des habitations lacustres de la Suisse." Dass diese Messer nun gerade chirurgische waren, ist eine Vermutung, von der ich nicht glaube, dass sie zutrifft, ohne die Möglichkeit ganz bestreiten zu wollen. Es können diese Instrumente ebenso gut zu Opferzwecken gedient haben. Unter den Pfahlbautenfunden unserer Museen sah ich diese Messerform zu häufig, als dass eine Auslegung ihres Zweckes in diesem Sinne plausibel erscheinen könnte. Ich gedenke in einem späteren Aufsatze darauf zurückzukommen.

[2] Ich habe diese Instrumente — ausser dem Scalpel befinden sich darunter mehrere Spatel- und Löffelsonden — bei einem kurzen Besuche des Herrn Kollegen *Schaufelbüel* eingesehen, und bei dieser Gelegenheit den obigen flüchtigen Umriss angefertigt. Die Erlaubnis, mir eine Photographie dieses seltenen Fundstückes anfertigen lassen zu dürfen, wurde mir leider nicht zu teil.

Baden befindliches Scalpell (vgl. nebenstehenden Umriss), das zugleich mit mehreren andern Instrumenten auf dem Boden von Vindonissa gefunden wurde, und welches in seiner Form ungefähr übereinstimmt mit unsern jetzt noch gebräuchlichen Scalpellen. An einem längern geraden Heft sitzt eine bauchige Klinge aus Eisen.[1])

Chirurgische Nadeln. Acus.[2]) βελόνη.[3])

So wie wir heute viele gerade chirurgische Nadeln schwerlich zu unterscheiden vermögen von feinern und gröbern Nähnadeln, deren unsere Hausfrauen und Handwerker zu den verschiedensten Zwecken sich bedienen, so ist es schwer oder unmöglich, aus den zahlreichen zu uns von den Römern herübergekommenen, durch die Oxydation in der Form meist veränderten Nadeln die chirurgische Gattung heraus zu diagnosticieren. Ich habe in Taf. I, Fig. 15—19 einige derartige Instrumente zusammengestellt, doch bestreite ich dabei die Möglichkeit

---

[1]) Bei *Celsus* ist der Begriff scalpellus ein Sammelname für verschiedene chirurgische Messerformen; von der Anwendung des Scalpels spricht er mancherorts: „Um das Geschoss auf demselben Wege zu entfernen, auf welchem es in den Körper gelangt ist, muss die von ihm gemachte Wunde erweitert werden, „amplianda scalpello plaga est." Soll es auf der entgegengesetzten Seite entfernt werden, so muss ihm der Weg mit dem Messer gebahnt werden, „hic a scalpello accipit" (lib. VII, cap. 5, 1). Mit dem Griff des Scalpels löst er das Pterygium ab: „manubriolo scalpelli" (lib. VII, cap. 7, § 4). — Mit dem Scalpel öffnet er Abscesse, dabei die Incision möglichst klein machend, „ut et quam minimae et paucissimae plagae sint" (lib. VII, cap. 2). Mit dem Scalpel öffnet er beim Aderlass die Vene, „ut si timide scalpellus demittitur, summam cutem lacerat neque venam incidit" (lib. II, cap. 10). Mit dem Scalpel führt er des weiteren die verschiedensten, in seinem VII. Buche beschriebenen Operationen aus. — Die von *Vulpes*, Taf. VII, abgebildeten pompejanischen Messer unterscheiden sich von unserm Scalpel durch die eigentümliche, gekünstelte Form des Heftes. In noch viel höherem Grade trifft dies zu bei den chirurgischen Messern aus Herculanum, welche *Védrènes* (Taf. VII, 1 2, Taf. XIII, 3) abbildet. Ähnlich unserm Scalpel ist ein im Mainzer Museum, sowie ein anderes im Berliner Antiquarium konserviertes Messerchen. — Über die Citate der Schriftsteller zu den übrigen Messerformen, wie Spatha acuta, scalper excisorius, η λεβότομον u. s. w., vergleiche die Werke von *Vulpes* und *Neugebauer*. Die letztere, russisch geschriebene Abhandlung über die pompejanischen Instrumente fasst wohl alles, was die antike Litteratur Einschlägiges enthält, in sich.

[2]) *Celsus* berichtet genau über die Vereinigung der Wundränder durch die Naht in lib. V, cap. 26, § 27. Die Vereinigung der Wundränder durch die Sutur mittelst des „acus" geschieht bei Wunden in nachgiebigen Geweben; geht die Wunde tief ins Fleisch, so müssen die „fibulae", griechisch ἀγκτῆρες, appliciert werden, durch welche die Wundränder einander genähert werden (entsprechend unserer Sicherheitsnadel).

[3]) Vergl. *Paulus von Aegina*, cap. VIII. Über die Naht bei Trichiasis.

keineswegs, dass dieselben ebensogut römischen Militärschneidern zu Vindonissa, wie Legionsärzten gedient haben können. — Die unter dem pompejanischen Instrumentarium vorhandenen Nadeln[1]), welche fraglos zu ärztlichem Gebrauche bestimmt waren, unterscheiden sich durch nichts von diesen hier aufgeführten Formen.

Katheter. Fistulae aeneae. αὐλίσκοι ἢ καθετῆρες.

„In der Mitte der Siebziger Jahre," so schrieb mir der jüngst verstorbene Herr Dr. *Wagner* in Baden, „kam ich beim Bau einer Strasse zufälliger Weise dazu, wie ein italienischer Arbeiter einen Bronzegegenstand zerbrach, und konnte noch sämtlicher drei Bruchstücke habhaft werden. Dieselben liessen sich auf einem Karton noch hübsch zusammenstellen und zeigten deutlich einen Bronzekatheter offenbar römischer Provenienz, da die Bronze ganz identisch war mit derjenigen anderer, an nämlicher Stelle gefundener Gegenstände.

Die Form des Katheters war, offenbar den anatomischen Ver-

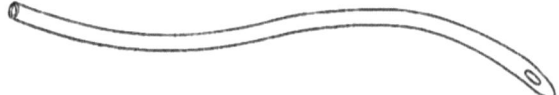

hältnissen angepasst, flach S-förmig. Diese Gestalt konnte nicht durch Zufall beim Zerbrechen entstanden sein. Der Katheter hatte nur ein Fenster oben. Die Bruchstücke sind leider seither in den Besitz des Parlamentsmitgliedes Mr. *Atkinson* in London übergegangen und dürften wohl nun in den Händen einer gelehrten Gesellschaft sich befinden."

Diese Beschreibung, die ich nebst der obigen Skizze dem Kollegen *Wagner* verdanke, stimmt im wesentlichen überein mit jener Abbildung, welche *Vulpes*[2]) von dem zu Pompeji gefundenen männlichen Katheter gibt; ebenso stimmt sie zu der Schilderung, welche *Celsus* von seinen fistulae aeneae entwirft.[3]) Von diesen, sagt der letzt-

---

[1]) l. c., Taf. V, Fig. 12.
[2]) l. c., Taf III, Fig. 1.
[3]) Lib. VII, cap. 26, § 1. Man ist öfters gezwungen, den Urin künstlich zu entfernen, wenn er nicht spontan abgeht, sei es wegen seniler Schwäche der Urinwege, sei es, dass ein Stein oder ein Blutgerinnsel ein Hindernis bietet. Öfters ist es auch

genannte Autor, soll der Arzt zwei verschiedene Grössen für den Mann, zwei für das Weib besitzen. Dieselben sollen etwas gekrümmt sein, insbesondere der männliche Katheter.

Instrumentenbehälter. (Vergl. Taf. IV, Fig. 4.)

Zu Pompeji fanden sich unter den ärztlichen Gerätschaften sechs Sonden, zusammen mit einer Pincette, in einem bronzenen Futteral vor.[1]) Ein ebensolches wurde zu Bosséaz im Kanton Waadt in einer römischen Wasserleitung gefunden. Dasselbe ist von *Bonstetten* in seinen Recueils des antiquités suisses abgebildet worden[2]) und wird gegenwärtig im antiquarischen Museum zu Lausanne aufbewahrt.[3]) Auch dieses Futteral enthielt als Inhalt eine Löffelsonde aus Bronze von der uns bekannten Form. Es steht diese Entdeckung unter den Instrumetenfunden aus römischen Provinzen nicht vereinzelt da. Genau derselbe Gegenstand wurde, wie wir im früheren erwähnt haben, zusammen wieder mit Sonde und Pincette in den Rheinlanden ausgegraben. Ferner wurde ein solcher, unsern Federbüchsen ähnlicher Bronzebehälter zu Bregenz (Brigantium) vor zwei Jahren zusammen mit einem chirurgischen Bestecke entdeckt. (Vergl. S. 57 dieser Arbeit.) Dieses Besteck bestand aus: 1. Einem langgestielten Ohrlöffelchen (Typus wie Taf. III, Fig. 5), 2. einer Spatel (Ruderform), 3. einer Knopfsonde (genau dieselbe Form wie Taf. I, Fig. 1), 4. einer Löffelsonde (bekannte Form). Sämtliche Instrumente aus Bronze.

---

eine Entzündung, welche die natürliche Entleerung verhindert. Diese Operation wird nicht nur beim Manne, sondern auch beim Weibe notwendig. „Ergo aeneae fistulae fiant, quae ut omni corpori ampliori minorique sufficiant, ad mares tres; ad feminas duae medico habendae sunt: ex virilibus maxima decem et quinque digitorum; media duodecim, minima novem; ex muliebribus major nonem; minor sex. Incurvas vero esse eas paulum, sed magis viriles oportet, laevesque admodum; ac neque nimis plenas neque nimis tenues." — Citate aus *Galen*, nach *Neugebauer* vergl. l. c., pag. 65.

Herr Dr. *Wagner* teilte mir gleichzeitig mit, dass ausser den erwähnten Kathetern im Museo nazionale zu Neapel, zwei solche im britischen Museum in London, einer im Wiener Museum aufbewahrt werden.

[1]) Vergl. *Vulpes* l. c., Taf. III, Fig. 8, pag. 111.

[2]) Pl. XII, Fig. 11 und 12. „Ligule avec son étui, provenant d'un égoût romain, bien conservé à Bosséaz (Urba)."

[3]) Ein Facsimile aus Karton befindet sich im Berner Antiquarium.

Wir haben es hier also offenbar mit einer bekannten Form von Instrumenten-Etuis zu thun, welche die römischen Ärzte mit sich zu führen pflegten.

Arzneikästchen. (Taf. IV, Fig. 5.)

Zu den ärztlichen Gerätschaften römischer Provenienz, die im Gebiete der Schweiz gefunden wurden, gehört auch ein kunstvoll gearbeitetes Kästchen, welches ursprünglich vermutlich einem römischen Arzte gehörte und jedenfalls zur Aufbewahrung von Arzneien bestimmt war. Dieses Kästchen befindet sich gegenwärtig in der Antikensammlung des Schlosses Valeria zu Sitten und wurde vor Jahren in der Schlosskirche daselbst, wo es zur Aufbewahrung von Reliquien diente, entdeckt. Hören wir, was der Anzeiger für schweizerische Geschichte und Altertumskunde (Jahrgang 1857, No. 3) darüber berichtet:

„Das elfenbeinerne Reliquiarium zu Sitten. Die Zeichnung veranschaulicht einen Gegenstand von ebensogrosser Seltenheit als hohem kunstgeschichtlichem Werte, den wir im Jahre 1839 in einer Ecke des Archivsaales der herrlichen Valeriakirche zu Sitten bemerkten, wo er, vielleicht seit Jahrhunderten, im Staube der Vergessenheit gelegen hatte. Ursprünglich das Schmuckkästchen einer römischen Dame (?), hat er in späterer Zeit eine ganz andere Bestimmung erhalten und ist zum Behältnis viel wichtigerer Dinge, zu einem Reliquiarium erhoben worden. Dieses merkwürdige Geräte ist ganz aus Elfenbein verfertigt, hat eine Höhe von 0,032 m. und oben eine Länge von 0,11 m. und eine Breite von 0,08 m. Das Innere ist hohl und durch Zwischenwände zur Aufnahme der verschiedenartigen Kleinodien in elf grössere und kleinere Kammern eingeteilt. Der nicht zum Aufheben, sondern zum Schieben eingerichtete Deckel ist, während die übrigen Teile glatt sind, auf der obern Seite ganz mit Bildwerk in Hochrelief verziert. Die leicht zu erkennenden Figuren, welche hier angebracht sind, eine männliche und eine weibliche, stellen den Aesculap und die häufig mit dem Gotte der Heilkunde gruppierte Hygea vor. Aesculaps Gestalt ist, wie gewöhnlich, der des Jupiters ähnlich. Sein von einer Binde zusammengehaltenes Haupthaar erhebt sich über der Stirn und fällt in langen Locken auf den Nacken herab. Nur der untere Teil des Körpers ist von einem faltenreichen Gewande bedeckt. In den Händen hält er seine beständigen Attribute, in der rechten eine Pinie, in der linken den von einer Schlange umwundenen Stab. Im Ausdruck des Gesichtes wie in der Haltung offenbart sich Ruhe und Würde. Zur Seite des Aesculap erscheint dessen Tochter Hygea jungfräulich sittsam in ein langes Gewand verhüllt, mit der einen Hand eine Schlange — das Symbol der Gesundheit und Verjüngung — emporhaltend, und in der andern eine Schüssel tragend, in welcher Futter für die Schlange liegt. Der Charakter dieser Elfenbeinsculptur weist auf das Ende des dritten oder den Anfang des vierten Jahrhunderts hin. Trotz einer gewissen Härte und Steifheit in den Formen und einiger Zeichnungsfehler erinnert diese Darstellung in den allgemeinen Zügen und namentlich in der Freiheit der technischen Ausführung an die Gebilde der bessern Zeit.

Das Kreuz zwischen den Häuptern der heidnischen Gottheiten ist offenbar spätern Ursprungs und erst dann eingegraben worden, als das Kästchen eine christliche Bestimmung erhielt. Unter den christlichen Vorstellungen kommen nämlich die Figuren des Aesculap und der Hygea nicht vor (siehe den Abschnitt: Historisch mythologische Vorstellungen der christlichen Kunst in *Piper*s Mythologie und Symbolik der christlichen Kunst, Bd. I), obwohl der Übergang von dem Aesculap als einem Heilgotte zu Christus dem Arzt der Seelen, der auch leibliche Krankheiten wunderbar heilt, sich erklären liesse. Allein wie *Piper* in dem angeführten Werke (Bd. I, S. 43) gezeigt hat, geschah es häufig, „dass man entweder antike Denkmäler benutzte, unbekümmert um ihren bildlichen Schmuck, oder, wie zumal in späterer Zeit, gerade auf das antike Bildwerk Gewicht legte, aber nur als Schmuck, unbekümmert um die darin enthaltene mythologische Vorstellung". Nachdem also das Kästchen durch das Zeichen des Kreuzes von seinem heidnischen Charakter befreit und zum Dienst des Christentums geweiht war, durfte die Kirche ihm ohne Scheu die Reliquien anvertrauen, welche es gegenwärtig einschliesst. Diese bestehen aus vielen kleinen, in Stücke reicher Seidenstoffe eingewickelten Fragmenten zum Teil höchst sonderbarer Gegenstände, wie z. B. der Bank, auf welcher Petrus bei der Verurteilung Christi sass. Da der Inhalt jeder Abteilung des Kästchens auf kleinen Pergamentstreifen angegeben ist, und die Schriftzüge dieser Legenden das neunte Jahrhundert bezeichnen, so ist anzunehmen, dass zu dieser Zeit das Reliquiarium von Rom aus dem Bischof von Sitten als Geschenk überschickt worden sei." (?)

Arzneikästchen aus der Römerzeit sind ausser dem hier beschriebenen, so viel ich in Erfahrung bringen konnte, noch mehrere bekannt:

Eines stammt aus Pompeji und wird von *Ceci* l. c. abgebildet (Taf. VII., Fig. 18), mit der kurzen Erklärung: „Scatola rettangolare di bronzo, divisa in cinque compartimenti contenenti diversi medicamenti e trochisci."

Ein zweites wurde bei Ausbaggerung des Rheinbettes zu Mainz gefunden und ist im Museum zu Mainz aufbewahrt. Dasselbe ist abgebildet in *Lindenschmidt*s Prachtwerk „Die Altertümer unserer heidnischen Vorzeit", Bd. IV, Heft 3. *Lindenschmidt* gibt dazu folgende Beschreibung: „Kästchen zur Aufbewahrung von Arzneimitteln. Bronze mit Einlagen von Silber und Kupfer. Gewicht 123 Gramm. Auf dem Schieberdeckel die Darstellung der Schlange Aesculaps, welche sich an dem Stamme eines Lorbeerbaumes emporwindet. Der Körper des Tieres und der Baumstamm mit seinen Früchten und Blättern sind aus rötlichem Kupfer dargestellt, dagegen die Schuppen des Schlangenleibes und die Umrisse ihres Kopfes mit Silber ausgelegt. Ebenso wechseln Silber und Kupfer in den Blättern der umliegenden Zweige und bei den kleinen Vogelgestalten an den vier Ecken des Ornamentes. Der innere Raum des Kästchens zeigt zwei kleinere und zwei grössere Abteilungen, welche mit gehenkelten Charnieren und beweglichen Deckeln versehen sind. Ihr Inhalt wurde leider bei der Auffindung unbeachtet zerstreut."

Ein drittes Kästchen stammt wieder aus den Rheinlanden und ist im Antiquarium zu Berlin aufbewahrt. Dasselbe wurde mit den früher erwähnten Instrumenten zwischen Neuss und Xanten ausgegraben und wurde von *Urlich* beschrieben (Jahrbuch des Vereins f. Altert. in Rheinl., Bd. XIV, S. 33).

Ein viertes, ganz ähnliches Kästchen wurde nach *Urlich* von Dr. *Friedländer* aus Neapel gebracht und gelangte ebenfalls in das Berliner Museum. Auf den Schieberdeckeln beider Kästchen ist das Bild des Aesculap. „Diese letztern beiden Kästchen," sagt U*rlich*, „zeigen in Grösse und Verzierung eine so auffallende Ähnlichkeit, **dass man wohl vermuten darf, dass die meisten tragbaren Behälter von Arzneien eine ähnliche, handwerksmässig geschmückte Form gehabt haben**."

Ärztlicher Siegelstein.

Unter der reichhaltigen Sammlung römischer Altertümer des Museums zu Lausanne, aus welcher wir bereits mehrere wertvolle Funde aufgeführt haben, befindet sich auch ein in der archäologischen Litteratur bisher nicht beschriebenes Bruchstück eines ärztlichen Siegelsteins, eines Cachet d'oculiste, wie die angebrachte Etiquette den Gegenstand bezeichnet. Dieser Stempel wurde am nämlichen Orte entdeckt, wie das früher beschriebene Sondenfutteral, nämlich zu Bosséaz, dem römischen Urba. Genaueres ist über die Fundstätte, wie Herr Professor de *Moulin* in Lausanne mir mitteilt, nicht bekannt. Das Bruchstück des ursprünglich rechteckigen Steines misst auf seiner längern Seite 2½ cm., ist 1½ cm. breit und 6 mm. dick.

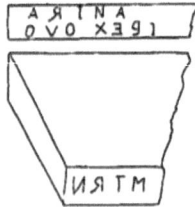

Das Material, aus welchem es angefertigt ist, scheint Serpentin zu sein.[1]) Auf den beiden Längsseiten sind gut erhaltene Inschriften eingraviert, deren Sinn jedoch aus den Bruchteilen der Worte schwer herauszulesen ist. Wir wissen, dass an solchen Stempeln, deren eine grosse Anzahl (weit über 100) von Ärzten und Philologen genau beschrieben worden ist, auf den schmalen Seiten in der Regel der Name des Arztes mit Pränomen, Nomen, Cognomen enthalten ist, ausserdem der Name der Arznei und die Art des Gebrauches. Auf der einen Schmalseite unseres frakturierten Stempels ist, wie wir sehen, die Inschrift zweizeilig. Das auf der obern Zeile erhaltene Wort liest sich „anira", unten lesen wir „ip ex ovo". Ich vermute, dass anira sich auf den Namen des Medikamentes bezieht, während wir in ex ovo eine Hindeutung auf die Gebrauchsanweisung vor uns haben, nach welcher das Mittel

---

[1]) Nach vielem Hin- und Herlaufen, nach Verwendung endlich beim Departement zu Lausanne unter Vorweisung eines von Herrn Professor *Meyer* von Knonan mir ausgefertigten Empfehlungsschreibens wurde mir die Erlaubnis gütigst zu teil, dieses Kleinod in Gegenwart von Herrn Professor de *Moulin* ausserhalb seines Glaskastens aus der Nähe ansehen zu dürfen. Bei diesem Anlass habe ich die dürftigen Notizen zusammengestellt.

in Eiweiss gelöst zu verwenden war.[1]) Den Ausdruck anira fand ich in der Augenstempellitteratur nirgends vertreten. Die Bedeutung

[1]) Die Bedeutung des Zusatzes „ex ovo" lernen wir aus *Celsus* VI, cap. 6, 12 kennen: „Usus collyrii vel ex ovo, vel ex lacte est." Ausser Eiweiss wurde zur Auflösung Wasser, Milch oder Wein genommen, je nachdem das Mittel scharf oder nicht scharf eingreifen sollte. Vergl. *Grotefend* S. 24.

Die Litteratur über diese Medikamentenstempel ist aufgeführt bei *Haeser*, Bd. I, p. 403. Das hier mit *Grotefend* 1867 abschliessende Verzeichnis ist seither mehrfach ergänzt worden, so durch *Villefosse* et *Thédenat*, Cachets d'oculistes romains 1882. *Klein*, Bonner Jahrbücher 1875, LV—LVI, p. 93—135. Das neueste, umfassendste Verzeichnis gibt *Samuel Reinach*. Revue archéolog. 1888, p. 254.

Allgemein wird angenommen, dass diese Siegelsteine ein Attribut der römischen Augenspecialisten waren, von denen *Haeser*, p. 401, folgendes berichtet: „Von besonderem Interesse sind unter den zahlreichen Specialisten der Kaiserzeit zunächst die „medici ocularii", denen man gewiss zu viel Ehre erweise, wenn sie sämtliche für Augenärzte im vollen Sinne gelten sollten, denn die Behandlung von Augenkranken bildete auch ein Haupterwerb der Barbiere, und einzelne Augenärzte beschäftigten sich nur mit der Operation der Cataracta. Wahrscheinlich beschränkte sich eine grosse Zahl der medici ocularii nur auf den medikamentösen Teil der Augenheilkunde, welcher im ganzen spätern Altertum das entschiedene Übergewicht hielt. Ein sehr lebhaftes Geschäft wurde in den unzähligen Collyrien (Augenmittel von Extrakt und Seifenkonsistenz) und Augensalben gemacht. Den Gefässen, welche diese Substanzen enthielten, noch häufiger den letztern selbst, waren, nach Art unserer Toiletteseifen, vermittelst besonderer Stempel Inschriften aufgeprägt."

Von den Schlüssen, welche *Sichel* aus seiner Arbeit (Annales d'oculistique, T. LVI, pag. 97 und 206) zieht, führe ich folgende an: „Les médecins oculistes romains étaient le plus souvent des affranchis. Ils suivaient d'ordinaire les stations militaires romaines de la Germanie, de la Gaule, du Belgium et de la Bretagne, stations près desquelles ont été rencontrés dans les fouilles les cachets d'oculistes jusqu'ici connus, dont pas un a été trouvé d'une manière certaine en Italie. (Das letztere stimmt nach den neueren Arbeiten nicht mehr!) Les pierres sigillaires d'oculistes, dans leur forme et leur matière ci-dessus indignées et telles que nous les connaissons aujourd'hui, ne semblent pas remonter au delà du deuxième siècle de l'ère chretienne, ni descendre au-dessous du troisième, à en juger d'après la forme des caractères et de leurs inscriptions et la nature des médailles romaines trouvées simultanément avec ces pierres, dans les mêmes localités et dans les mêmes fouilles. Pourtant la question de l'âge de ces monuments n'a pas encore de solution générale définitive et précise."

Grotefend (Stempel der römischen Augenärzte, 1867, p. 7 und 8) erklärt die grössere Verbreitung der Augenstempel ausser Italien in den von *Sichel* bezeichneten Regionen durch die Annahme, dass sie mit dem dort bequemeren und einträglicheren Betriebe der Quacksalbermittel zusammenhänge, womit die weniger gewitzigten Provinzialen und die einfacheren Soldaten leichter anzuführen waren, als die schlauen Italiener.

Mag auch an dieser Vermutung etwas Richtiges sein, so erscheint mir doch die Annahme von der hauptsächlichen Verbreitung der cachets durch die Heere, d. h. durch die die letzteren begleitenden Militärärzte, plausibler. Bei den meisten Siegelsteinen ist leider Genaueres über die Fundstätte nicht bekannt. Eine Anzahl derselben ist als Bestandteil der medizinischen Ausrüstung von Ärzten an demselben Orte zusammen mit chirurgischen Instrumenten gefunden worden. Viele stammen nachweisbar aus Fundorten, welche einst römische Militärstationen waren. — Dass diese Stempel immer nur Augenspecialisten gehörten, ist keineswegs dieses Wortes, sowie der auf der entgegengesetzten Schmalseite enthaltenen Buchstaben zu enträtseln, muss ich den Epigraphikern überlassen.

Mit der Beschreibung dieses Siegelsteines sind die verschiedenen Gattungen von ärztlichen Gerätschaften römischen Ursprungs, die Ergebnisse meiner Nachforschungen auf dem Gebiete der Schweiz erschöpft. Da und dort mag ein Gegenstand, dessen einstige Bestimmung zu ärztlichen Zwecken heute schwer zu erkennen ist, mir bei meinem Gang durch die Sammlungen unserer Museen entgangen sein. Vieles liegt wohl noch unter der Erde zerstreut.

Für den Archäologen ist nun aber nicht nur der seltene Gegenstand an sich, den er entdeckt hat, von Wert, sondern vor allem auch dessen Fundort; ihn interessiert ausser der geographischen Lage des letztern die genaue Lokalität der Fundstätte, sowie die Kombination mit andern daselbst gefundenen Gegenständen. Ich habe bei Aufführung der verschiedenen Arten von Instrumenten den jeweiligen Fundort meist berücksichtigt, allein was ich im bisherigen beschrieben habe, ist nur ein Teil dessen, was gefunden worden ist, denn mehrere Gattungen sind durch zahlreiche, an verschiedenen Orten entdeckte, in ihrer Form übereinstimmende Exemplare vertreten.

zutreffend. Sicher gehörte der zu Reims gefundene Stempel (Sichel l. c., pag. 255) einem Augenarzt im wahren Sinne des Wortes und zwar einem Oculisten, welcher, nach den mit dem Stempel gefundenen Instrumenten zu urteilen (vergl. *Védrènes*, *Celsus*, pl. III), auch mit der operativen Heilkunde sich befasste. Dies trifft nun aber nicht zu bei dem zu St. Privat gefundenen Stein. Die hier damit aufgedeckten Instrumente (vergl. *Sichel*, pag. 278, *Védrènes* l. c., pl. IV) verraten keineswegs den Augenarzt; hier findet sich wohl eine chirurgische Zange, die als Sequesterzange (ähnlich der auf pag. 38 dieser Arbeit abgebildeten) dienen mochte, nicht aber jene subtile Pincette, (pinces à griffe de Vidal; vergl. *Sichel*, pag. 251), wie sie dem in der Gegend von Reims sesshaften Ophthalmalogen *Cajus Firmius Severus* gehörte. — Es ist wohl klar, dass die den Truppen zugeteilten Ärzte nicht aus lauter Specialisten bestanden, sondern dass der Einzelne auf alle möglichen Eventualitäten der Feldpraxis gefasst sein musste. Zu einer Zeit, wo wahrscheinlich die Ophthalmia bellica (vergl. *Haeser*, pag. 403) eine grosse Plage der Soldaten war, dürften die Truppenärzte mit den gegen die verschiedensten Augenkrankheiten empfohlenen Medikamenten vertraut und wohl auch damit ausgerüstet gewesen sein. Man konnte doch wohl jeder detachierten Cohorte einen Oculisten mitgeben!

Klein sagt (l. c., pag. 101): „Es wird von Tag zu Tag immer klarer, dass wir in diesen kleinen Monumenten des römischen Altertums das Handwerkzeug nicht der ärztlichen Praxis, sondern der gewerblichen Thätigkeit von Medikamentenhändlern vor uns haben."

Weitaus die Mehrzahl unserer Instrumente stammt aus Vindonissa.

Die Sammlung zu Aarau besitzt von hier circa 40 Stück. (Vergl. Erklärung der Tafeln.) Vereinzelte Funde sind in andern Sammlungen der Schweiz und im Privatbesitz zerstreut (Zürich, Basel, Bern, St. Gallen).

Vindonissa trug als befestigter Platz, entsprechend seiner Bestimmung, einen rein militärischen Charakter. Die daselbst auf Grabmälern gefundenen Inschriften beziehen sich ausschliesslich auf Militärpersonen, auch nicht von einem bürgerlichen Einwohner ist, wie *Ferdinand Keller* angibt,[1]) ein Denkmal aufgedeckt worden; ebenso zeigen nach dem Urteile *Jahns*[2]) die meisten der hier gefundenen Gegenstände ein soldatisches Gepräge. Die Spuren, welche diese Niederlassung in mancherlei Überresten zurückgelassen hat, deuten darauf hin, dass für die Aufnahme und Unterhaltung der Truppen umfangreiche und bedeutende Anstalten getroffen waren. Ausser einem Amphitheater müssen noch andere monumentale Baulichkeiten vorhanden gewesen sein, wie gewaltige Werkstücke mit Überresten von Inschriften in halbfussgrossen Buchstaben beweisen. Aber die nicht häufigen Sculpturarbeiten sind ohne künstlerischen Wert, von gewöhnlichen Steinmetzen angefertigt, und die sonst gefundenen Geräte und Schmucksachen zeigen durchwegs einen einfachen Charakter. Während in Basel-Augst und namentlich zu Aventicum Gegenstände, die durch Material und künstliche Arbeit einen hohen Wert haben und als eigentliche Luxusartikel anzusehen sind, gar nicht selten gefunden werden, lehrt eine Musterung der Anticaglien aus Vindonissa durch den Augenschein, dass sie für eine an einfache Bedürfnisse gewöhnte, für Kunst und Luxus nicht empfängliche militärische Bevölkerung bestimmt waren.

Wenn wir uns nun fragen, wem die zahlreichen, auf dem Boden dieses einstigen befestigten Militärlagers gefundenen ärztlichen Gerätschaften gehört haben mögen, so kann offenbar nur die eine Ver-

---

[1]) Die römischen Ansiedelungen in der Ostschweiz, II. Abteil., Mitteil. der antiquar. Ges. Zürich, Bd. XV, pag. 145.
[2]) Römische Altertümer aus Vindonissa. Mitteil. der antiquar. Ges. Zürich, Bd. XIV, pag. 94.

mutung zutreffen, dass dieselben im Besitze der hier stationierten Truppenärzte sich befanden. Schätzen wir mit *Briau* die Zahl der einer Legion zugeteilten medici auf 24, und bedenken wir, dass ungefähr ein Jahrhundert lang Legionsärzte mit den Truppen hier ansässig waren, so ist es wohl zu begreifen, dass unter den römischen Ansiedelungen der Schweiz gerade hier weitaus die meisten Instrumente zu finden waren. — Wo speciell auf dem weiten Plan des einstigen Lagers die Fundstätten der einzelnen Instrumente lokalisiert waren, darüber konnte ich leider nur sehr wenig in Erfahrung bringen. Von einem wichtigen Funde nur, dem chirurgischen Bestecke, welches im Besitze von Herrn Dr. *Schaufelbüel* in Baden sich befindet, ist mir aus dem Munde des Eigentümers bekannt geworden, dass die betreffenden Instrumente an der Strasse, welche vom Kloster Königsfelden nach dem Pfarrhaus führte, zusammen an der nämlichen Stelle gefunden wurden. Ob dabei dieser Fund in irgendwelcher verwertbaren Beziehung zur Fundstätte, zu Gebäulichkeiten stand, die an diesem Orte placiert waren, bleibt dahingestellt. — Dass also auf dem Platze Vindonissas, wo circa 6000 Mann Truppen konzentriert waren, von den Römern auch für die Unterkunft der kranken und verwundeten Soldaten gesorgt wurde, liegt schon nach dem, was wir im frühern den Berichten der Militärschriftsteller entnommen haben, auf der Hand. Die erwähnte Inschrift, welche die einstige Gegenwart der Legionsärzte zu Vindonissa direkt beweist, die Entdeckung unserer Instrumente, deren einstiger Zweck klar vor Augen liegt, diese beiden Thatsachen lassen mit Gewissheit den Schluss zu, dass hier den Verwundeten chirurgische Hilfe zu teil wurde. Wie nun aber und in welchem Umfange diese geschah, das sagt uns keine Inschrift, darüber gibt uns kein Schriftsteller Kunde. Die Phantasie nur lässt uns ergänzen, was unsere Instrumente als stumme Zeugen blutiger Kämpfe, die einst um die Mauern Vindonissas tobten, verschweigen. Die Phantasie haucht den toten Gegenständen Leben ein; sie führt uns die Gestalten der Legionsärzte vor, wie sie im Valetudinarium den aus dem Kampfe gegen die anstürmenden Alamannen zurücktransportierten Verwundeten beistehen: sie weisen die eingedrungenen Geschosse durch die Sonde nach, extrahieren Pfeil- und Speerspitzen mit Zange oder Pincette; sie stillen Blutungen durch Unterbinden der Gefässe oder durch das Glüheisen; sie reinigen und nähen die Wunden, bestreuen dieselben mit Medikamenten, und verbinden sie, unterstützt von ihren Gehülfen. — —

So malt sich das Bild aus, welches die Einbildungskraft vor unsern Augen entrollt. Versetzen wir uns zurück auf den Boden der nüchternen Forschung und stellen wir weiter fest, dass ausser von Vindonissa ein grosser Teil unserer Gerätschaften aus den beiden andern Hauptsitzen der Römer in helvetischen Landen stammt, nämlich aus Augusta Rauracorum und Aventicum.

Aus **Basel·Augst** rühren ausser der beschriebenen chirurgischen Zange eine Anzahl von Sonden und Sondenlöffelchen her, die zum Teil schon bei *Bruckner* (l. c., Taf. VI und VIII) abgebildet sind. Ausser bei der Zange ist über die genauere Fundstätte der andern Instrumente nichts angegeben. Aufbewahrungsort dieser Instrumente: Museum Basel. In Lausanne ein Instrument von der Form Taf. III, Fig. 1.

Die zu **Aventicum** gefundenen Instrumente sind sämtliche im Museum zu Avanches aufbewahrt. Es gehören dazu:

1. Die pag. 35 beschriebene Zange, das Analogon zu dem Basler Instrument (Taf. IV, Fig. 2).
2. Zwei Pincetten (Taf. III, Fig. 13 und 14 $^1/_2$ Grösse).
3. Der mit Silber eingelegte Spatel (Taf. II, Fig. 6). Vergl. pag. 31.
4. Verschiedene Sonden, Sondenlöffel, Nadeln (Taf. II, Fig. 5, 13, 15).

Herr Prof. *Martin*, Konservator des Museums zu Avenches nahm sich die Mühe, mir von jedem Gegenstand so genau als möglich die Fundstätte zu bezeichnen, so wie sie im Katalog angegeben ist. Die Instrumente sind zerstreut gefunden worden, zum grossen Teil auf jenem Territorium, welches auf dem Plan von Aventicum (*Bursian*: Aventicum, Mitteil. Bd. XVI) mit Conches dessus bezeichnet ist. Eine Löffelsonde fand sich au Pastlac, ein anderes Instrument derrière la tour.

Einzelne Funde stammen ferner aus **Yverdon**.

Zwei Sonden (Taf. I, Fig. 1 und 2). Beide Objekte wurden nicht auf dem Platze des ehemaligen Kastrums gefunden, sondern „aux Jordils", also auf dem Standorte der römischen Stadt Eburodunum. Vergl. *Bochat*, Yverdon; Mitteil. der antiquar. Ges. Z., Bd. XIV, pag. 72.

Aufbewahrungsort der Instrumente: Museum Yverdon.

Im weiteren verteilen sich die Funde auf folgende Ortschaften der heutigen Schweiz:

Hermance, Kanton Genf. Anscheinend wenig bedeutende Ansiedelung. Fundort eines römischen Meilensteins. Vergl. *Mommsen*, Inscriptiones Nr. 330, Mitteil. der antiquar. Ges., Bd. X. Münzfunde, Anzeiger für Schweiz. Gesch. und Altertumsk. 1867, pag. 17. Instrumentenfund: Eine Löffelsonde, bekannter Typus. „Petit cuiller dont l'extrémité du marche se termine en boucle." *Bonstetten*, Recueil d'Antiq., pl. XV, Fig. 18. Aufbewahrungsort Bern?

Bosséaz, Kanton Waadt. Eine Viertelstunde von Orbe, an der Strasse nach Yverdon. — Die entdeckten Funde römischer Altertümer machen es wahrscheinlich, dass hier in den ersten Jahrhunderten unserer Zeitrechnung eine römische Niederfassung bestanden hat; doch reichen die bisher gefundenen Überreste nicht aus zur Begründung der Annahme, dass eine wirkliche römische Ortschaft (die im Itinerar. Antonini pag. 384 erwähnte Station urba) an dieser Stelle gelegen habe, sondern es scheinen dieselben nur von einem umfänglichen und stattlichen Landhause (Villa) herzurühren. *Bursian*, Mosaikbild vou Orbe. Mitteil. der antiquar. Ges. Zürich, Bd. XVI. Vergl. *Haller* l. c., pag. 221 und ff.

Instrumentenfunde: 1. Löffelsonde mit Futteral (Taf. IV, Fig. 3 und 4). 2. Ärztlicher Siegelstein. Vergl. pag. 46. Genauere Fundstätte nicht bekannt. Die Objekte befinden sich im Museum Lausanne. Nr. 2966 und 2935.

Vaud, Bois de Vaud (?), Kanton Waadt, in der Nähe von Lausanne. — „Auf der Höhe von Bois de Vaud mögen die Römer einen Militärposten zur Unterhaltung der Gemeinschaft mit Minidunum, und zur Beschäftigung der Soldaten eine Ziegelbrennerei errichtet haben." *Haller* l. c., II. Teil, pag. 221.

Instrumentenfund: Pincette mit breiter Branche, ähnlich Taf. III, Fig. 15. Museum Lausanne. Nr. 4705. Genaueres über die Fundstätte nicht bekannt.

Allaz, Kanton Waadt, près de Cossonnay. Aus der Litteratur konnte ich über diese Ansiedelung nichts in Erfahrung bringen.

Instrumentenfund: Sondenlöffel, bekannte Form. Museum Lausanne.

Sierre, Kanton Wallis, ziemlich ausgedehnte römische Ansiedlung. Nach Mitteilung von Herrn Privatdozent *Heierli* befand sich die Hauptansiedlung an der Géronde (altes Kloster). Militärische Bedeutung scheint der Platz nicht gehabt zu haben. Vergl. *Haller* l. c., II. Teil, pag. 541.

Instrumentenfunde: Aus dieser Niederlassung stammt eine ganze Gruppe von Instrumenten, die vermutlich zusammen gehörten.

1. Vier Löffelsonden. Bekannter Typus.
2. Spatelsonde. Pfeil-Typus.
3. Ohrlöffel, ähnlich Taf. III, Fig. 3.
4. Eine Sonde oder Nadel mit länglichem Öhr.
5. Ein gabelförmiges Instrument mit zwei Zinken, von dem ich vermute, dass es ein Kauterium war.

Sämtliche Bronze-Objekte befinden sich in der Bibliothek-Sammlung zu Genf. Genaueres über die Fundstätte konnte ich nicht erfahren. Eine briefliche Anfrage an Dr. *Gosse*, Konservator des Museums, blieb unbeantwortet.

Tiefenau, Kanton Bern. Eine halbe Stunde von Bern entfernt liegt die Enge-Halbinsel, welche schon von Natur eine sehr feste Lage zeigt und in den Kriegszeiten eine äusserst vorteilhafte Position darbot. Daher ist dieselbe sowohl von den Kelto-Helvetiern, als auch später von den Römern zu einem Wohn- und Wehrplatz benutzt und durch Kunst noch mehr befestigt worden. (*Jahn*, Der Kanton Bern, pag. 184.)

Auf dieser Enge-Halbinsel liegt das Tiefenaufeld, auf welchem im Jahre 1849 ein buntes Gemenge von Waffen, Pferde- und Wagengeschirr ausgegraben wurde. Nach übereinstimmender Ansicht der Archäologen (vergl. *Bonstetten* l. c., pag. 15; *Jahn* l. c., pag. 504) stammen diese Fundstücke von keltischen Kriegern her, welche im Kampfe erschlagen, von den Ihrigen verbrannt und deren Totenreste samt den Waffen vergraben wurden.

Auf diesem Felde von Tiefenau wurden nach *Bonstetten* die Taf. III, Fig. 15, abgebildete Pincette, sowie eine Spatelsonde (Taf. II, Fig. 2) aufgefunden. *Bonstetten* bildet beide Gegenstände auf Taf. VIII, Fig. 14 und 15, ab. Von der Spatelsonde schreibt er in der Erklärung: „Petit instrument recourbé accidentellement; il se termine d'un côté en boule allonge, de l'autre en palette cassée à l'extrémité. *Grivaud de la Vincelle* a reproduit un instrument pareil (pl. V, Fig. 6 de ses Antiquités Gauloises et romaines) trouvé en creusant les fondations du palais de Luxembourg à Paris; il le donne pour une lancette. On voit des instruments semblables dans *Dorow* et dans les Rheinische Jahrbücher, livraison XXIV, pl. I und II. L'auteur de l'article „Römische Altertümer, im Strombette des Rheins gefunden" y voit également un instrument de chirurgie, employé pour sonder les blessures. Un objet de ce genre devait trouver la place sur un champ de bataille."

Beide Instrumente sind im Museum Bern aufbewahrt. Ausser diesen befinden sich daselbst Bruchstücke einer Sonde aus dem Engewald, sowie ein kleines Löffelchen, in der Form genau übereinstimmend mit den Taf. III, Fig. 9—11, abgebildeten.

Ferner enthält das Museum Bern eine Pincette vom Studenberg, eine Haarzwicke von der Form, wie sie unter den Pincetten Pompejis sich findet. (Vergl. *Froriep* l. c., Fig. 13, *Vulpes*, Taf. V, Fig. 7.) Dieselbe Form ist abgebildet im Dictionnaire des antiquités romains, pag. 711. Ganz genau übereinstimmend ist ferner eine im römischen Kastrum zu Dalheim gefundene vulsella. (Publications de la société de Luxembourg, 1881, pag. 179.)

Solothurn, das römische Salodurum, an der grossen Heerstrasse, die von Aventicum her an den Rhein zieht, gelegen. Bedeutende Ansiedlung. Vergl. *Haller* l. c., pag. 354. Instrumentenfund: Eine Bronzepincette, beim Schanzenabbruch 1866 mit römischen Münzen gefunden. Laut freundlicher Mitteilung von Herrn Professor *Meisterhans*.

Baden, Kanton Aargau. Das römische Aquae, vicus aquensis. Von *Tacitus* (Hist. I, cap 67) unverkennbar mit den Worten beschrieben: „Ein in langem Frieden wie zu einer Landstadt angewachsener Ort, seiner Heilquellen wegen ein vielbesuchter Belustigungsaufenthalt." Nach demselben Berichte des *Tacitus* war der Ort jedenfalls befestigt und mit einer Besatzung versehen. Er spricht von einer Burgbesatzung, welche vormals die Helvetier mit eigenem Volk und eigenen Kosten unterhielten. (Vergl. *Ferd. Keller*, Römische Ansiedelung, Mitteil. der antiquar. Ges. Z., Bd. XII, pag. 295.)

Instrumentenfund: 1. Der pag. 42 beschriebene Katheter. 2. Eine Spatelsonde, in der Form genau übereinstimmend mit der zu Aventicum gefundenen, Taf. II, Fig. 5 abgebildeten. Aufbewahrt in der Sammlung des Kurhauses zu Baden, gefunden auf dem Kurhausplatz.

Albisrieden, Kanton Zürich. Auf dem sogenannten Galgenbuck, in der Nähe von Zürich, an der Stelle, wo einst das Hochgericht stand, wurden Spuren einer römischen Ansiedelung entdeckt, von denen *Ferdinand Keller* (l. c. Römische Niederlassungen II, pag. 84) sagt: „Die Lokalität, sowie die innere Einrichtung der zwar nur stückweise untersuchten Gebäulichkeiten bestimmen uns, dieser Anlage den Namen einer landwirtschaftlichen Villa zu geben."

Instrumentenfund: Vier Sondenlöffel aus Bronze von der bekannten Form. Vergl. Taf. I, Fig. 11 und 12. Aufbewahrt in der Sammlung der antiquar. Ges. Zürich, vergl. Katalog II. Teil, Karton 1037 a.

Eschenz, Kanton Thurgau. Mein Freund *Heierli* brachte mir zur Einsicht zwei aus der Sammlung zu Steinegg stammende Bronze-Instrumente, welche in Form und Grösse genau übereinstimmen mit dem Taf. II, Fig. 12 abgebildeten Spatel. Es kommen diese Instrumente aus der Gegend von Eschenz, wahrscheinlich aus dem Kastell bei Stein am Rhein. Auf dem helvetischen Ufer bei Stein befinden sich die Überreste eines römischen Kastells, das den Endpunkt der langen Kette von Festungswerken bildete, welche dem Rheine nach in verschiedenen Perioden der Kaiserzeit zum Schutze der römischen Grenze angelegt worden sind. (*Ferd. Keller*, Römische Ansiedelungen I. Teil, pag. 275.)

Schleitheim, Kanton Schaffhausen. Nach *Mommsen* (l. c.) war hier zur Zeit, als der Rhein zum erstenmal die Grenze des Reiches bildete, einer der militärischen Vorposten von Vindonissa aus placiert. Nach *Wanner* (Die römische Niederlassung in Schleitheim, Schaffhausen 1867) hatte der Ort den Charakter eines Dorfes, eines offenen Platzes (vicus), verbunden mit landwirtschaftlichen Höfen. Letztere lagen nachweislich im Flurbezirk „Vorholz". Aber auch Teile der Legionsstation, die Gebäude von Unterwiler, werden hieher zu zählen sein.

Instrumentenfund: Eine Bronze-Sonde, gefunden im Vorholz. Museum Schaffhausen.

Überblicken wir die geographische Lage dieser verschiedenen Fundorte, so erkennen wir, dass unsere Instrumente so ziemlich über das ganze Gebiet von römisch Helvetien zerstreut entdeckt wurden. Wir finden dieselben sowohl in den Ansiedelungen der Westschweiz als auch an der befestigten Rheingrenze. Unsere kleine Statistik gewährt dabei den Vorteil, dass wir über den Charakter der Fundorte durch die genauen Studien unserer Altertumsforscher *Haller, Bonstetten, Jahn, Ferdinand Keller, Fellenberg, Heierli* u. A. genau unterrichtet sind. Berücksichtigen wir diesen allgemeinen Charakter, so ersehen wir, dass unsere Funde nicht nur aus römischen Niederlassungen stammen, welche, an den grossen Heerstrassen gelegen, ein vorwiegend oder rein militärisches Gepräge zeigen, wie dies bei Vindonissa der Fall ist, sondern dass dieselben auch an offenen, unbefestigten Plätzen, ja an Orten gefunden wurden, deren Trümmer nur auf einen alleinstehenden Wohnsitz schliessen lassen, wie dies nach dem authentischen Urteile *Ferdinand Kellers* z. B. für Albisrieden bei Zürich zutrifft. Dabei ist es die Sonde in ihrer verschiedengestaltigen, unverkennbaren Form, insbesondere die Löffelsonde, welche an den weniger bedeutenden Stationen, wie wir gesehen, oft allein gefunden wird, während auf den Hauptplätzen, so zu Vindonissa, Aventicum, Augusta Rauracorum die Instrumente in Bezug auf Form und Gattung mehr variieren; ist es doch wohl nicht nur Zufall, dass die beiden fein gearbeiteten Knochenzangen, deren Handhabung schon eine höhere Kenntnis der chirurgischen Technik vermuten lässt, gerade in den grossen Hauptstädten gefunden worden sind, dass der luxuriös verzierte, mit Silber eingelegte Spatel zu Aventicum lag, und dass der Katheter gerade auf der Stätte ausgegraben wurde, wo die Heilquellen Aquae's Leidende aller Art zur Kur herbeilockten. So wie wir von Vindonissa, dem Standlager der Legion, dies angenommen haben, so kann es keinem Zweifel unterliegen, dass auf allen den wichtigeren Plätzen, und speciell auf denjenigen, von welchen die erwähnten, auf Ärzte sich beziehenden Inschriften uns erhalten sind, die gefundenen Gerätschaften in den Händen von Medizinern sich befanden, und zwar hauptsächlich von Ärzten, welche den Truppen zugeteilt waren, wohl aber auch von solchen, welche als Civilärzte an der bürgerlichen Bevölkerung ihre Kunst ausübten. Ich glaube, gestützt auf die gegebene Statistik meiner Funde, mit der Vermutung nicht zu weit zu gehen, dass nicht nur auf den militärischen Waffenplätzen, in den eigentlichen Castra, sondern auch in kleinern Stationen, wo Truppen hinverlegt waren, für den Sanitätsdienst und speciell für die Verwundetenpflege Massregeln getroffen wurden. — Was aber hatten, so drängt sich die Frage auf, die gefundenen Sonden in alleinstehenden landwirtschaftlichen Wohnsitzen zu schaffen? Was fingen die römischen Ansiedler zu Albisrieden mit diesen Instrumenten an? Neben diesen letztern wurde hier eine ganze Menge von Geräten verschiedensten Gebrauches ausgegraben; unter Ackerbau-, Handwerks- und Gartengeräten fand sich eine grosse Zahl von Waffen, namentlich Pfeilen und Wurfspiessen. Auf das Vorhandensein einiger Sonden die Annahme zu basieren, dass hier auf der Höhe des Galgenbucks ein Arzt sein Domicil aufgeschlagen habe, um die Strasse von Aquae nach Turicum mit seiner Kunst zu beherrschen, würde etwas absonderlich erscheinen; mehr Wahrscheinlichkeit dürfte eine andere Vermutung für sich haben: Die Inhaber dieser Niederlassung, die vielleicht zu einer gewissen Zeit[1]) aus ausgedienten Soldaten, Veteranen bestanden, hatten sich, wie aus der Gegenwart der zahlreichen Waffen geschlossen werden kann, für die Verteidigung ihres Gehöftes gegen feindliche Überfälle eingerichtet; sie hatten auch für den Fall von Verwundung sich vorgesehen und hielten hiefür das Nötige bereit, unter anderem auch diese einfachen ärztlichen Instrumente, deren Handhabung sie früher bei der Truppe kennen zu lernen vielfach Gelegenheit hatten.

---

[1]) Nach den Münzfunden existierte die Ansiedelung bis zur Zeit Konstantius.

So wie im vergangenen Jahre die Frau des Meteorologen auf der Spitze des Säntis ihren Mann durch Anlegen der in Bereitschaft gehaltenen elastischen Binde über der angespiessten Femoralis vor dem Verblutungstode rettete, so liegt es auf der Hand, dass vor 2000 Jahren schon, wenn auf einer isolierten römischen Niederlassung ein Bewohner durch ein feindliches Geschoss getroffen wurde, dieses letztere auch ohne ärztliche Hilfe herauszuziehen und die entstandene Blutung zu stillen versucht wurde. Die Geschichte des Samaritertums reicht ja weiter zurück als die Entdeckung des Esmarch'schen Hosenträgers.

Wir haben gesehen, dass *Bonstetten* bei Beschreibung der Fundstücke vom Schlachtfelde zu Tiefenau auf der Enge-Halbinsel, wo nach seiner Vermutung Helvetier und Rhätier mit einander gekämpft hatten, der hier mit ausgegrabenen Spatelsonde mit den Worten erwähnt: „Un objet de ce genre devait trouver sa place sur un champ de bataille." Es wäre nun höchst wichtig, aus dieser Darstellung schliessen zu dürfen, dass dasselbe Instrument, welches wir in den verschiedensten römischen Ansiedelungen zerstreut gefunden haben, hier auf dem Schlachtfelde zur Verwendung kam. Nun geht aber aus der Beschaffenheit der gefundenen Waffen hervor, dass an diesem Kampfe nicht Römer beteiligt gewesen sein konnten, sondern keltische Krieger. Unser Instrument jedoch ist unzweifelhaft römischen Ursprungs; es stimmt diese Spatelsonde in ihrer Form ganz überein mit den übrigen in der Schweiz, in Gallien und den germanischen Militärstationen gefundenen analogen Geräten. Deshalb kann dieselbe unmöglich in vorrömischer Zeit an diesen Ort gelangt sein und es erscheint mir daher wahrscheinlicher, dass sie, wie auch *Jahn*[1]) dies annimmt, zufällig zu den andern Fundstücken gekommen ist.

Was die genauere Lokalisation der Fundstätten unserer Instrumente betrifft, so lässt sich aus unsern Erhebungen kein irgendwie verwertbarer Schluss ziehen. Irgendwelche Beziehungen zu bestimmten Örtlichkeiten oder Überresten von Gebäulichkeiten innerhalb der Ansiedelungen lassen sich nicht ausfindig machen. In einem der Amphitheater zu Vindonissa oder Augusta Rauracorum wurden Instrumente nicht entdeckt. Wie es mit der Sonde vom Schlacht-

---

[1]) l. c., pag. 500.

felde zu Tiefenau steht, haben wir eben erfahren; mit der Angabe *Brucknurs*, dass eine unserer Zangen in der Nähe eines Tempels zu Basel-Augst gefunden wurde, lässt sich, wie ebenfalls schon erörtert worden, nicht viel anfangen. Die meisten dieser Geräte wurden wohl bei der Zerstörung der Wohnungen zerstreut, oder gingen bei der Flucht der Eigentümer verloren.

Zu Pompeji und Herculanum blieben alle die Utensilien des häuslichen Gebrauches und der verschiedenen Berufsarten innerhalb der Wohnungen an Ort und Stelle liegen, wo sie zur Zeit waren, als die Asche des Vesuv sie bedeckte und der Nachwelt konservierte. Hier fanden sich, wie schon erwähnt, auch die chirurgischen Instrumente in den Wohnräumen der Besitzer vor. Einen solchen zu Pompeji ausgegrabenen ärztlichen Wohnsitz beschreibt im Jahre 1790 *Friedrich Münter*.[1]) Er gibt den Grundriss des Hauses, von welchem er sagt, dass es eines der grössten und besten der Stadt gewesen sei. Dasselbe gleicht in seiner Anlage den übrigen Privatgebäuden, besass aber nur ein Stockwerk. Um einen grossen gepflasterten Hof, in welchem ein Bassin und eine Cysterne sich befinden, sind die verschiedenen Gemächer gruppiert, in deren einem die Instrumente gefunden wurden. — *Kühn*[2]) vermutet, dass in diesem kleinen Gemache nicht wohl der Arzt selbst, sondern nur ein „servus chirurgicus" gewohnt haben dürfte.

Von höchstem Interesse war für mich die vor zwei Jahren erfolgte Ausgrabung des pag. 43 beschriebenen chirurgischen Besteckes innerhalb eines römischen Hauses im benachbarten Bregenz.

Brigantium war einer der ersten Punkte, welche von den Römern bei ihrem Vordringen an den Bodensee besetzt und befestigt wurden. Zahlreiche bauliche Überreste legen Zeugnis ab von der einstigen Bedeutung dieses strategisch wichtigen Ortes, der durch eine, über Arbor felix, ad Fines, Vitodurum führende Heerstrasse mit Vindonissa verbunden war.[3]) — Unter dem Titel: „Das Haus des

---

[1]) Nachrichten von Neapel und Sizilien auf einer Reise in den Jahren 1785 und 1786 gesammelt.

[2]) l. c., vergl. Litteratur zu Pompeji.

[3]) Die Römer in Vorarlberg, von *Douglass*. Rechenschaftsbericht des Museums-Vereins zu Bregenz 1870.

Chirurgen" beschreibt Herr Konservator Dr. *Jenny*[1]) das von ihm daselbst freigelegte uns interessierende Gebäude. Hart neben dem einstigen römischen Marktplatz gelegen, setzt sich das kleine Haus nur aus zwei Wohnräumen zusammen, einem ungeheizten von rechteckiger Form und einem etwas grössern mit Hypokaust versehenen. Diese beiden Wohnzimmer verband eine weite Maueröffnung. Auffallend erscheint die Lage der einzigen Thüre im Hause, welche ganz unvermittelt, ohne Vorlage eines Vestibüls oder Korridors, vom geheizten Raume ins Freie führt. Gestützt auf den hier gemachten Instrumentenfund nimmt *Jenny* wohl mit Recht an, dass diese Räumlichkeiten zu irgend einer Zeit einem Arzte als „Officina" gedient haben möchten.

So wie heute noch wurden bei den Griechen und Römern die Kranken von ihren Ärzten in der Wohnung besucht, oder aber sie begaben sich zum Konsilium in die Behausung des Arztes. Viele Ärzte unterhielten für den letztern Zweck eigene Lokale, die bei den Griechen *Ιατρεία* hiessen, mit den griechischen Ärzten auch in Italien eingeführt wurden und hier tabernae medicae, oder medicinae genannt wurden. Wahrscheinlich lagen dieselben, sagt *Haeser*,[2]) in der Regel an belebten Strassen und machten sich durch Inschriften und dergl. kenntlich. *Galen*[3]) beschreibt die Jatreia (deren Einrichtung gewiss das ganze Altertum hindurch im wesentlichen dieselbe blieb) als Gebäude mit grossen Thüren, dem vollen Tageslichte zugänglich. Nach Angabe der Hippocratischen Schrift „de officina medici" enthielten sie Betten, ärztliche Geräte, Arzneien, Schwämme für Wunden und Augenkrankheiten. *Antiphanes*[4]) erwähnt unter dem Apparat derselben Büchsen, Schröpfköpfe, Spritzen etc. Durch die Menge dieser metallenen Geräte erhielt das Ganze ein glänzendes Aussehen, dagegen wird es in einer Hippocratischen Schrift als Charlatanerie getadelt, zu den Geräten des Jatreion, mit Ausnahme der chirurgischen Instrumente, Erz zu verwenden.[5]) — Eine gewisse Öffentlichkeit bei Ausübung der ärztlichen Praxis, sagt *Friedlaender*,[6]) war durch die Gewohnheiten des antiken Lebens bedingt. Die Ärzte erteilten ihren Rat, verkauften und verabreichten ihr Mittel und machten selbst Operationen in Buden und Läden, die nach der Strasse zu offen waren. *Epiktet* sagt,[7]) in Rom sei es bereits soweit gekommen, dass die Ärzte vorübergehende Patienten zum Eintreten bei sich einlüden. Manche der geringeren Tabernen waren als Aufenthaltsorte der Müssiggänger übel berüchtigt und unterschieden sich nicht von den Buden der Barbiere und Gewürzkrämer. —

[1]) Mitteil. der k. k. Centralkommission, Wien 1891, Heft 4.
[2]) Bd. I, pag. 86 und 87.
[3]) Kommentar in Hipp. de offic. med. I, cap. 8, cit. v. *Haeser* l. c., pag. 87.
[4]) *Pollux*, Onomast. X, 46. *Haeser* I, pag. 87.
[5]) De liquidor. usu (l. VI, pag. 118). *Haeser* I, pag. 87.
[6]) l. c. I, pag. 330.
[7]) Cit. v. *Friedlaender* l. c., pag 331. *Haeser* I., pag 397.

Auch die vom Staate angestellten Ärzte hielten Tabernen, in welchen sie armen Bürgern Rat und Beistand leisteten. *Archagathus*, der im Jahre 218 v. Chr. aus dem Peloponnes in Rom einwanderte, den *Plinius* als den frühesten Arzt der Stadt bezeichnet, erwarb sich als Chirurg einen derartigen Ruf, dass ihm der Senat eine Taberna in der Nähe des Forum zur Verfügung stellte.[1]) Da der Mann indes in seinen Leistungen zu kühn wurde, verwandelte sich sein Ehrenname „vulnerarius" beim Volke in „carnifex".

In einer derartigen, anscheinend etwas primitiv eingerichteten Taberne erteilte auch der zu Brigantium stationierte Medicus in nächster Nähe des Marktplatzes, also in ausgezeichneter Geschäftslage, seine Audienzen. Seine Privatwohnung lag vermutlich anderswo im Orte. Dass es gerade ein Chirurg war, der, wie *Jenny* annimmt, hier seine Kunst an den Mann brachte, darf aus dem kleinen Instrumenten-Apparate noch nicht geschlossen werden. Auffallend ist, dass in diesen Räumlichkeiten nicht auch Reste von andern ärztlichen Utensilien, Medikamenten etc. entdeckt wurden. Wahrscheinlich konnten diese geflüchtet werden.

So wie in Brigantium, müssen wir uns vorstellen, empfingen auch die Ärzte zu Aventicum und in allen den grössern Ortschaften von römisch Helvetien, wo ihre Gegenwart sich nachweisen liess, ihre ambulante Kundschaft entweder in der eigenen Wohnung, oder aber in derartigen mehr oder weniger gut eingerichteten Tabernen. Und wie der Landarzt von heute an Markt- und Festtagen sein Sprechzimmer besser gefüllt sieht als zu anderer Zeit, so mögen auch in den römischen Flecken die leicht zugänglichen Tabernen der Ärzte zur Marktzeit grösserer Frequenz sich erfreut haben.

Wenn wir unsere in der Schweiz gemachten Funde in ihrer Gesamtheit und im einzelnen vergleichen mit den in andern römischen Provinzen entdeckten Gerätschaften, so finden wir eine grosse Übereinstimmung in Form und Gattung. Ich habe darauf bereits bei der detaillierten Beschreibung der einzelnen Gattungen hingewiesen. In den Hauptquartieren der römischen Legionen in Germanien, in Gallien, überall fand ich dieselben Typen wieder. Aus der Beschaffenheit der verschie-

---

[1]) *Haeser* I, pag. 258. Weitere auf die ärztlichen Tabernen bezügliche Citate, vergl. *Haeser* I, pag. 396. *Guhl* und *Koner*, pag. 708. *Friedlaender* l. c.

denen Instrumente geht deutlich die Absicht hervor, dasselbe Gerät zu verschiedenen Zwecken geeignet, für die Feldchirurgie möglichst praktisch zu gestalten, so dass der Arzt mit einem wenig Raum einnehmenden Besteck den Haupterfordernissen der damaligen chirurgischen Technik Genüge leisten konnte. Wir haben gesehen, dass vielfach das nämliche Gerät mit seinen beiden Enden zwei verschiedenen Zwecken dient. Mit dem einen Ende z. B. wird sondiert oder kauterisiert, mit dem andern werden Medikamente auf die Wunde gebracht, Salben gestrichen oder Fremdkörper extrahiert.

Werfen wir einen Blick auf das Material, aus welchem die Instrumente gearbeitet sind, so finden wir, dass dasselbe fast durchwegs aus Bronze besteht. Einzelne Spatel und Löffelchen sind aus Bein gefertigt. Inkrustation mit Silber bietet nur das spatelartige Instrument aus Aventicum dar. Aus Silber ist ferner ein Löffelchen aus dem Schaufelbüel'schen Besteck gearbeitet.

Vergleichen wir unsere Instrumente, die wohl meistens in Italien fabriziert[1]) und von dort bezogen wurden, mit den analogen aus Pompeji und Herculanum, so fällt uns bei den erstern im allgemeinen eine grössere Einfachheit, eine weniger gekünstelte Bearbeitung auf. Dieselben Sonden und Löffelchen mit einfachem glattem Schaft, wie wir sie abgebildet haben, zeigen bei aus Herculanum stammenden Objekten (vergl. *Védrènes* l. c., pl. VII) eine lächerlich luxuriöse Ornamentik, so dass wir bei Betrachtung dieser Dinge an den Ausspruch *Lucians*[2]) erinnert werden: „Die unwissendsten Ärzte waren am meisten darauf bedacht, ihre Lokale mit elfenbeinernen Büchsen, silbernen Schröpfköpfen und Messern mit vergoldeten Griffen auszustaffieren."

Auf die Ausübung einer ärztlichen Specialität ausser der Chirurgie und speciell der Kriegschirurgie lässt keiner der Instrumentenfunde schliessen. Von dem Siegelstein aus Bosséaz anzunehmen, dass er gerade einem Ophthalmologen gehörte, liegt, wie früher bemerkt, kein Grund vor. Damit ist natürlich nicht gesagt, dass nicht gleichwohl, z. B. in der Hauptstadt Aventicum, dem Sitze der hohen

---

[1]) Auf einer der zu Pompeji gefundenen Pincetten ist der Fabrikant mit Namen verewigt.
[2]) Adv. indoct. 29. Vergl. *Friedlaender* Bd. I, pag. 331.

Schule, gewisse Gebiete der Medizin speciell in der Praxis gepflegt wurden.

Wie weit nun die Inhaber unserer Gerätschaften durchdrungen waren von den chirurgischen Grundsätzen, welche, ausserordentlich rationell ausgebildet, in dem früher erwähnten Kapitel des *Celsus* niedergelegt sind; welches Wissen und Können den römischen Militärchirurgen bei der Ausübung ihres Berufes zur Verfügung stand, wie weit sie in der Wundbehandlung geschult waren — alle diese Fragen knüpfen sich an die Betrachtung unserer Funde und harren der Antwort. „Der Arzt ist ein Mann, der mehrere andere aufwiegt, der die Geschosse entfernt und heilet mit lindernden Mitteln." So besingt *Homer*[1]) die Kunst des Chirurgen *Machaon* auf dem Schlachtfelde Trojas. Nicht so günstig lauten die Zeugnisse, welche römische Schriftsteller den Leistungen der Truppenärzte ausstellen:

Aus den wenigen allgemeinen Bemerkungen, welche nach der Zusammenstellung *Haesers, Briaus* und *Frölichs* spätrömische Geschichtsschreiber beiläufig machen, ist zu schliessen, dass sich diese Kriegschirurgen keiner besondern Hochachtung erfreuten. *Onesander*,[2]) der, wie früher erwähnt wurde, uns zuerst sichere Nachricht über das Vorhandensein der Militärärzte zur Zeit des ersten Jahrhunderts gibt, meint, dass die Ansprache des Feldherrn, durch welche er den Mut der Leidenden aufrichte, weit wirksamer sei, als die Heilmittel der Ärzte. *Galenus*[3]) erzählt, es sei römischen Ärzten, welche mit dem Heere nach Germanien gezogen waren, die Erlaubnis erteilt worden, die Leichen gefallener Feinde zu zergliedern, aber es sei ihnen daraus, wegen ihrer Unkenntnis der Anatomie, kein Nutzen erwachsen. — Der im 4. Jahrhundert n. Chr. lebende Militärschriftsteller *Vegetius*[4]) stellt eine wohlgeordnete Gesundheitspflege weit über den Wert der ärztlichen Kunst. „Die Truppen," meint er, „sollen nicht zu lange in grösserer Menge in einer und derselben Gegend sich anhäufen, denn dadurch wird die Luft verderbt und die gefährlichste Seuche erzeugt.

---

[1]) Ilias XI, Vers 514 und 515.
[2]) Ὀνησάνδρου στρατηγικός. Vergl. *Briau*, pag. 11. *Frölich* l. c. *Haeser*, pag. 420.
[3]) De comp. medic. sec. gen. III, 2. Vergl. *Haeser* I, pag. 392. *Frölich*, pag. 309.
[4]) De re militari III. 2. Vergl. *Haeser* I, pag. 421. *Briau*, pag. 10. *Frölich*, pag. 311. Citat nach letzterem Autor.

Sie sollen nicht auf trockenen, schattenlosen Hügeln und im Sommer nicht ohne Zelte lagern. Sie sollen keinen Mangel an Holz und Bekleidung leiden. Ein Trunk schlechten Wassers erzeugt wie ein Gift bei den Trinkenden eine Seuche. Tägliche Übungen sind nach der Meinung kriegserfahrener Männer der Gesundheit zuträglicher als die Ärzte" (*Frölich.*) — Über die Thätigkeit, welche die Militärchirurgen in einer Schlacht entfalteten, welche im 4. Jahrhundert *Julianus* den Chioniten lieferte, berichtet *Marcellinus*[1]) folgendes: „Jede Partei sorgte für ihre Verwundeten soviel sie konnte und entsprechend der Zahl der Pfleger (curantes): einige Schwerverletzte hauchten infolge des Blutverlustes widerstrebend ihr Leben aus; andere, die, von Speeren durchbohrt, zu Boden gesunken waren, wurden als Leichen fortgeworfen; andere wieder waren so vielfach verletzt, dass die Erfahrenen für sie zu sorgen verboten, damit nicht die Schwerleidenden durch unnützes Anfassen gequält würden; manche duldeten auch durch das Ausziehen der Geschosse bei unsicherer Aussicht auf Herstellung, Leiden, grösser als der Tod." (*Frölich.*)

Berücksichtigen wir, dass in der Kriegsgeschichte überhaupt die „Heilbeflissenen" selten einer Erwähnung, geschweige denn eines Lobes wert gehalten werden,[2]) so dürfen wir trotz all' dem annehmen, dass es unter diesen Truppenärzten Männer gab, welche das chirurgische Wissen und Können ihrer Zeit mit Geschick und Aufopferung in ihrem Dienste verwerteten,[3]) und ich erlaube mir daran zu zweifeln, dass den Verletzten in den Kriegen unseres 16. und 17. Jahrhunderts eine zweckmässigere und heilsamere chirurgische Behandlung zu teil wurde, als den römischen Legionssoldaten. Vergleichen wir die komplizierten Werkzeuge, welche die Chirurgen dieser Zeitepochen in ihren „Wundarzneyischen Zeughäussern"[4]) abbilden, mit unsern antiken Instru-

---

[1]) Rer. gest. XIX. Citat nach *Frölich*, pag. 311.

[2]) Mit Recht sagt *Briau* (l c. pag. 13): „En effet, si l'on réfléchit à la multitude et à l'éxcellence des secours prodigués par les médecins dans les guerres du premier empire, et dans celles, plus récentes, de Crimée et d'Italie, où des centaines de mille hommes ont été recueillis et soignés par une poignée de médecins, qui presque tous, en Crimée du moins, ont succombé à la peine, on est confondu d'étonnement et de tristesse en voyant, qu'il est à peine fait mention d'eux par les historiens."

[3]) *Galenus* gedenkt, wie früher bemerkt worden, an einer Stelle (de medic. comp. sec. loc. II, 1) des *Antigonus*, eines mit Auszeichnung im Heere thätigen Arztes. *Haeser* I, pag. 420.

[4]) Vergl. *Scultetus* 1655.

menten, und bedenken wir dabei, dass im Zeitalter der Schärer und Bader die Principien der Wundbehandlung keine bessern waren als zur Zeit des *Celsus*, so versetzen wir uns als Verwundete gerade so gern oder ungern in ein römisches Valetudinarium zurück, wie in ein Lazarett des dreissigjährigen Krieges. Gerieten im 17. Jahrhundert die Verletzten in die Hände der Regimentsschärer, so ward ihnen das Blut, das sie durch die Wunde nicht verloren, durch den Aderlass abgezapft;[1]) kamen sie in die Behandlung der Professoren, so wurde ihnen bei Gehirnerschütterung die Trepankrone aufgesetzt, bis der Schädel wie ein Sieb durchlöchert war.[2]) Die Ligatur der Gefässe, mit welcher die römischen Ärzte der Kaiserzeit völlig vertraut waren,[3]) sehen wir, nachdem sie im 16. Jahrhundert durch *Ambroise Paré* neu entdeckt worden war, von hervorragenden Wundärzten des 17. Jahrhunderts wieder bekämpft. Von erfahrenen Doktoren und Barbieren wird dafür Sanguis Draconis und getrocknetes Menschenblut als Stypticum empfohlen.[4])

Der grosse Segen der Chirurgie liegt in den mächtigen Fortschritten der Wundbehandlung, und diese gehören bekanntlich der neuesten Zeit an. In dieser neuesten Zeit aber, gleichwie vor 2000 Jahren, sorgt gerade jener Teil der Menschheit, der auf die höchste Stufe der Civilisation sich emporgeschwungen hat, dafür, dass unserer Kunst die Gelegenheit nicht ausgeht, ihre Fortschritte in den Schrecken des Krieges zu erproben. Die Kulturvölker Europas haben in der Meinung, dass der Krieg ein Glied sei in Gottes Weltordnung,[5]) die hohe Entwicklung der technischen Wissenschaften sich zu nutze

---

[1]) Vergl. *Haeser* II, pag. 688. Bei allen grossen Verletzungen wurde der Aderlass für unentbehrlich gehalten und oft vielmals wiederholt.

[2]) *Haeser* II, pag. 446. Die Trepanation des Schädels gehörte im 17. Jahrhundert zu den am häufigsten ausgeführten Operationen.
Vergl. hiezu den Notschrei des Abraham a Gehema: „Der kranke Soldat, bittend, dass er möge hinfüro besser conserviret und vorsichtiger curiret werden." (1690.) Citat aus *v. Bergmann*, „Die Entwicklung des chirurgischen Unterrichtes in Preussen." Berliner klin. Wochenschrift 1893, Nr. 8.

[3]) Vergl. *Haeser* I, pag. 500.

[4]) So unter Andern von dem geschworenen Stadt-, Wund- und Brecharzt *Jos. Schmidt* in Augsburg (1644). *Haeser* II, pag. 443.
Vergl. ferner *Joh. v. Muralt*, Chirurgische Schriften, Kap. 23. „Von dem Bluten der Wunden." „Abnemmung eines Schenkels", pag. 152.

[5]) Vergl. *Moltke* an *Bluntschli*, „Über die Idee eines ewigen Friedens". Gesammelte Schriften etc. Bd. V, pag. 194.

gemacht, um die Wirkung der modernen Waffen auf dem Schlachtfelde der Zukunft möglichst „human" umzugestalten. Für die kriegschirurgische Technik wird sich diese humane Umwälzung unter anderm dadurch bemerkbar machen, dass bei der Durchschlagskraft des stahlbemantelten Langbleis die Sonde, der Passepartout nicht nur unserer römischen Kollegen, sondern der Militärärzte aller Zeiten, ein überflüssiges Instrument zu werden droht. —

Wer in die Kulturgeschichte einer vergangenen Zeit sich vertieft und den Entwicklungsgang seiner Wissenschaft in diesem Zeitraume verfolgt, dem drängt sich unwillkürlich der Vergleich auf zwischen damals und jetzt. Darum wollte ich, am Schlusse der speciellen Studien angelangt, den Leser in raschem Gedankenfluge aus dem Gebiete meiner Forschungen in die Gegenwart versetzen, unter flüchtigem Hinweis auf verschiedenartige Phasen, auf den langen Stillstand und die Rückschläge, welche die praktische Chirurgie während der Flucht der Jahrhunderte in Krieg und Frieden durchmachte, ehe sie zu dem jetzigen Höhepunkte sich hinaufgearbeitet hatte.

Wenn es mir gelungen ist, durch meine Untersuchungen einen kleinen Beitrag zur Geschichte der Medizin überhaupt und zur Kulturgeschichte unseres Landes zu liefern, so ist der Zweck der Arbeit erreicht, und es bleibt mir nur noch die Pflicht zu erfüllen übrig, allen Denjenigen, die in irgend einer Weise bei meinen Nachforschungen mich unterstützt haben, den verdienten Dank auszusprechen. Zu besonderem Danke bin ich meinem Freunde *Heierli*, Docent für Archäologie, verpflichtet, der sein reiches archäologisches Wissen bereitwilligst mir zur Verfügung stellte.

Erklärung der Tafeln.

Taf. I. *Fig. 1—2.*

Sonden mit Doppelkorn, gefunden zu Yverdon. Museum Yverdon. Vergl. Text, pag. 27 und 51. Zeichnung n. Mitt. der ant. Gesellschaft Zürich. Bd. IV l. c.

Fig. 3—7.

Verschiedene Sondenformen. Nach Photographien. Vergl. Text, pag. 27. Fig. 3, Fundort Augst. Museum Basel. Vergl. Katalog von *J. Bernoulli*, pag. 128. — Fig. 4—7, gefunden in Windisch. Museum Aarau.

Fig. 8—14.

Löffelsonden. Nach Photographien. Vergl. Text, pag. 28—29. Fig. 8. Gefunden in Augst (?). Museum Basel. Vergl. *Bernoulli*, pag. 128. — Fig. 9, gefunden zu Windisch. Museum Aarau. — Fig. 11—12, Fundort Galgenbuck bei Zürich. Sammlung der antiquarischen Gesellschaft Zürich. — Fig. 13, Fundort Windisch. Museum Aarau. — Fig. 14, Fundort Augst. Museum Basel. Vergl. Katalog von *Bernoulli* pag. 128, unter No. 674.

Fig. 15—19.

Verschiedene Nadelformen. Vergl. Text, pag. 41—42. Fundort Windisch. Museum Aarau. — Nach Photographien.

Taf. II. *Fig. 1—12.*

Spatel und Spatelsonden. Vergl. Text, pag. 29—31. Fig. 1. Fundort Windisch. Museum Bern. Gezeichnet nach *Bonstetten* l. c. — Fig. 2. Spatelsonde aus Tiefenau. Vergl. Text pag. 52 und 56. Museum Bern. Gezeichnet nach *Bonstetten* l. c. — Fig. 3. Spatel aus Bein. Fundort Windisch. Sammlung der antiquarischen Gesellschaft Zürich. Reprod nach Katalog. — Fig. 4. Vergl. Text, pag. 28. Fundort Yverdon. Museum Yverdon. Gezeichnet nach Mitteilungen der antiqu. Gesellschaft Zürich. l. c. — Fig. 5. $^1/_2$ Grösse. Vergl. Text, pag. 29. Fundort Avenches. Museum Avenches. — Fig 6. Vergl. Text, pag. 31. Spatel mit Silber eingelegt. Fundort Avenches. Museum Avenches. Gezeichnet n. Mitteilungen der antiqu. Gesellschaft Zürich. Bd. XVI. — Fig. 7. Spatel aus Windisch. Museum Aarau. — Fig. 8. Spatel aus Augst. Museum Basel. — Fig. 9. Löffelsonde aus Windisch. Museum Aarau. Vergl. Text, pag. 31. — Fig. 10. Spatel aus Windisch. Museum Aarau. — Fig. 11. Spatel aus Windisch (?). Museum Basel. — Fig. 12. Spatel aus Augst (?) Museum Basel. — Fig. 13—15. Vergl. Text, pag 21. Bestimmung nicht klar. Fig. 13 und 15 gefunden zu Avenches, $^1/_2$ Grösse, Fig. 14 in Windisch.

Taf. III. *Fig. 1—8.*

Ohr- und **Salbenlöffelchen.** Vergl. Text, pag. 32. Fig. 1. Fundort Windisch. Museum Aarau. — Fig. 2. Fundort Windisch. Museum Aarau. — Fig. 3. Ohrlöffelchen aus Windisch. Museum Aarau. — Fig. 4. Salbenlöffelchen aus Windisch. Museum Aarau. — Fig. 5. Ohrlöffelchen aus Windisch. Museum Aarau. — Fig. 6. Ähnliches Instrument aus Windisch. Museum Aarau. — Fig. 7. Ohrlöffelchen aus Windisch. Museum Aarau.

Fig. 8—11.

Löffelchen aus Bronze oder Silber zum Dosieren von Medikamenten etc. Vergl. Text, pag. 32. Sämtliche zu Windisch gefunden. Museum Aarau. Nach Photographie.

Fig. 12 (?).

Vergl. pag. 32, Anmerkung.

Fig. 13—19.

Pinzetten. Vergl. Text, pag. 32—34. Fig. 13. ½ Grösse. Fundort Avenches. Museum Avenches. — Fig. 14. ½ Grösse. Fundort Avenches. Museum Avenches. — Fig. 15. Fundort Tiefenau. Museum Bern. Zeichnung nach *Bonstetten* l. c. — Fig. 16. Fundort Windisch. Museum Aarau. — Fig. 17—19. Fundort Windisch. Museum Aarau.

Taf. IV. *Fig. 1 und 2.*

Chirurgische Zangen. Photographie. Vergl. Text, pag. 34—39. Fig. 1. Origin. Grösse. Fundort Augst. Museum Basel. — Fig. 2. ½ Grösse. Fundort Avenches. Museum Avenches.

Fig. 3 und 4.

Chirurgisches Etui mit Löffelsonde. Fundort Bosséaz. Museum Lausanne. Vergl. Text, pag. 43. Zeichnung nach *Bonstetten* l. c.

Fig. 5.

Deckel eines Arzneikästchens. Vergl. Text, pag. 44. Fundort Schlosskirche Valeria in Sitten. Museum Sitten. Zeichnung nach Anz. f. Schweiz. Gesch. l. c.

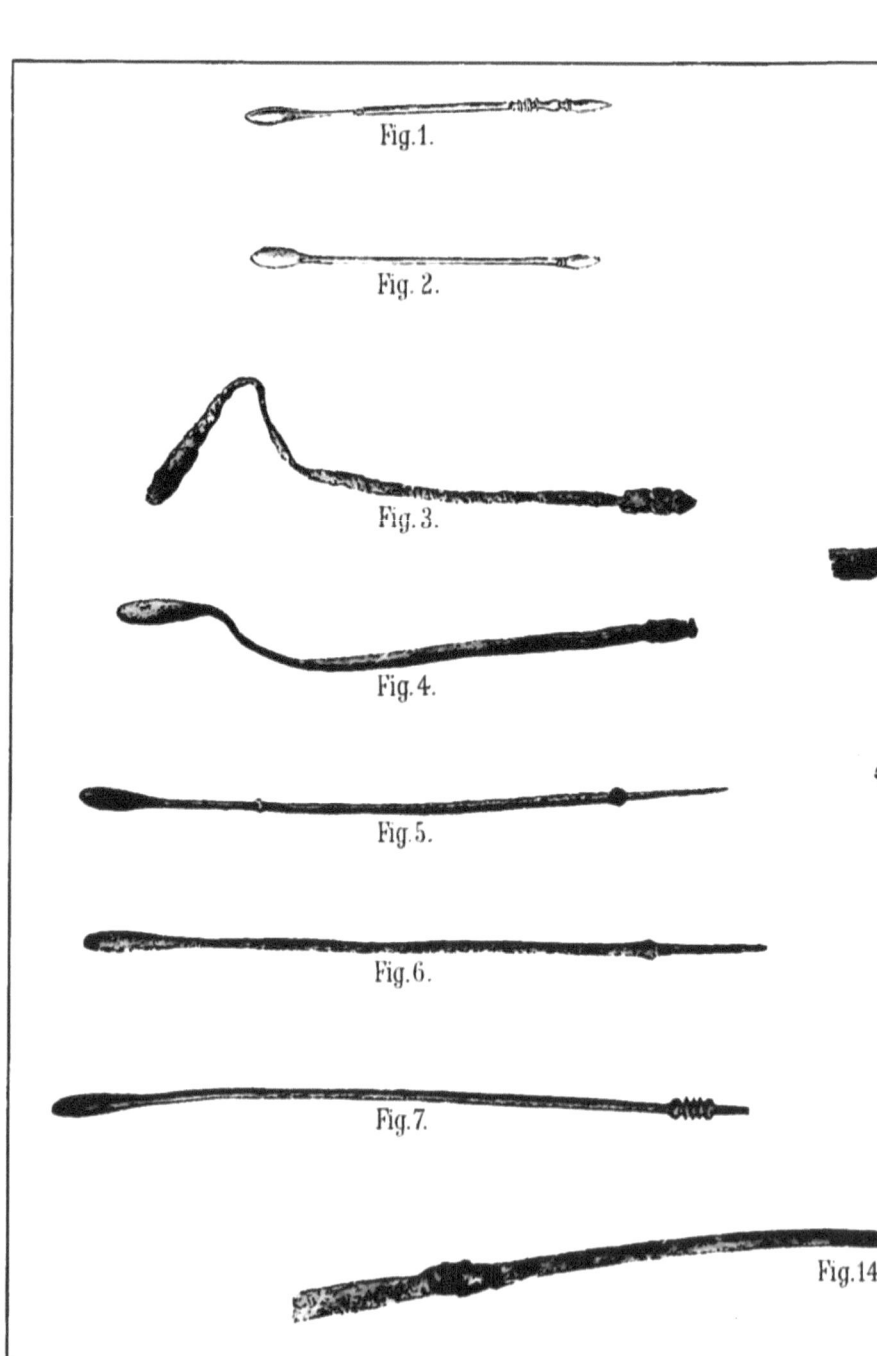

Tafel I.

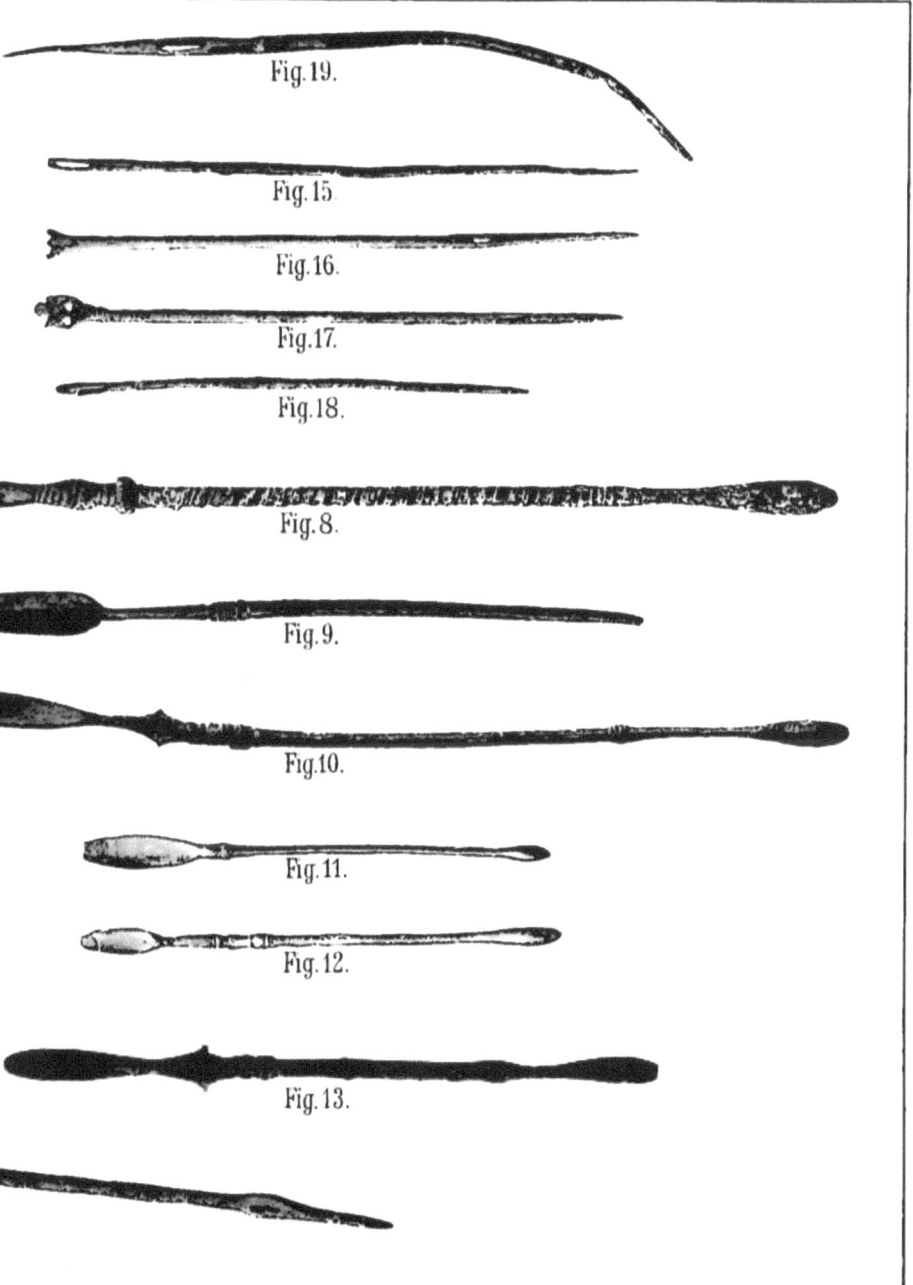

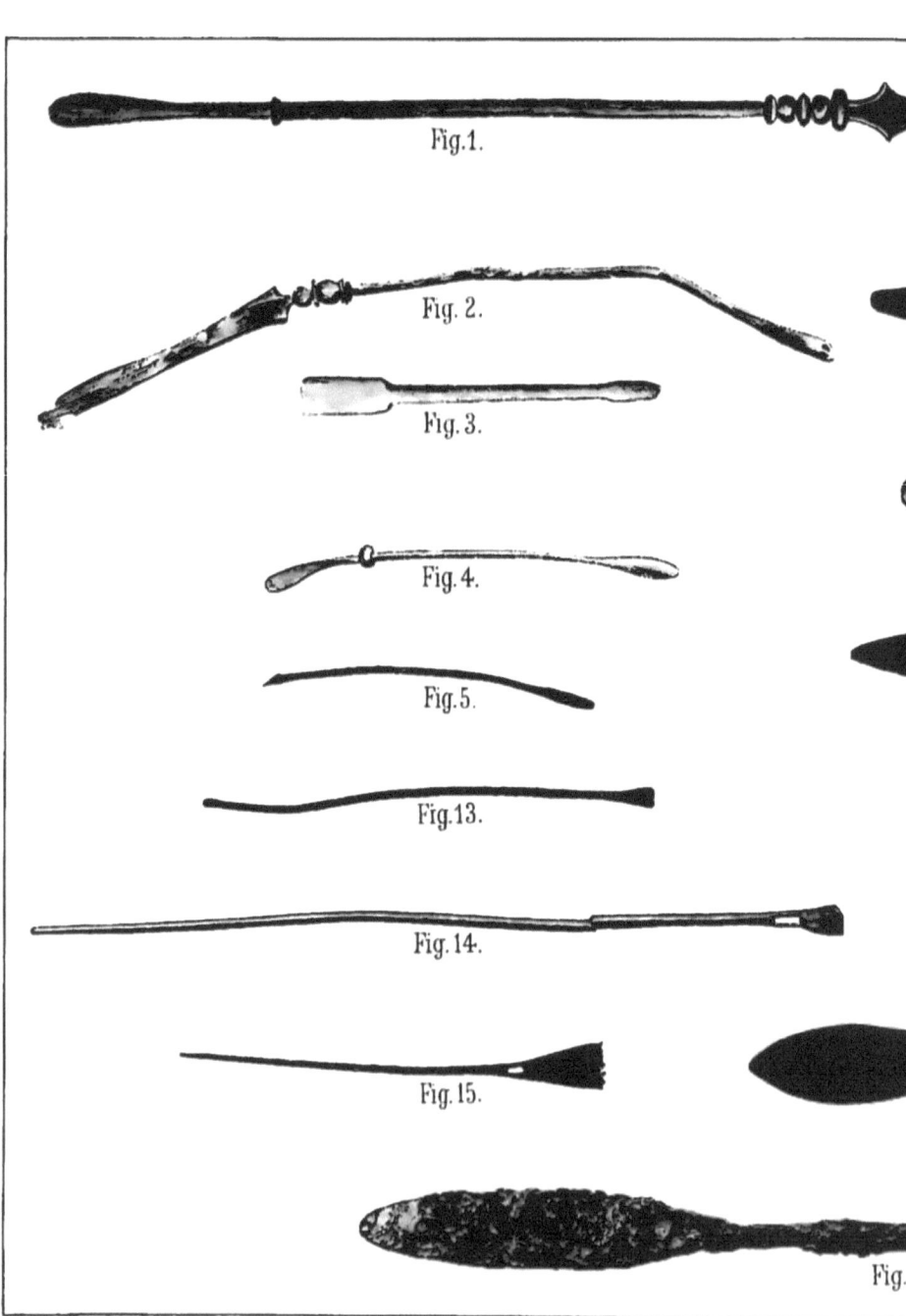

Fig. 1.
Fig. 2.
Fig. 3.
Fig. 4.
Fig. 5.
Fig. 13.
Fig. 14.
Fig. 15.
Fig.

Tafel II.

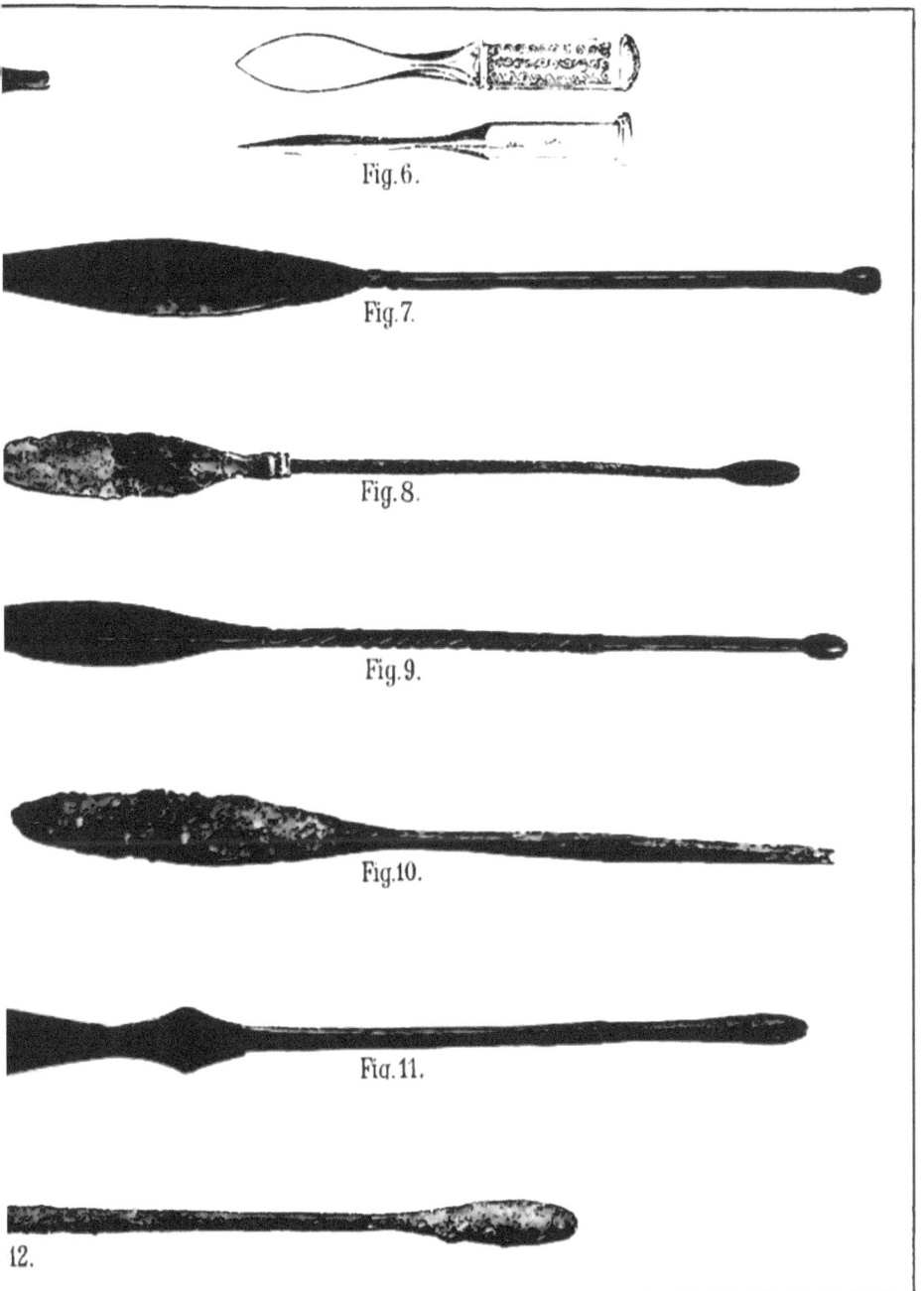

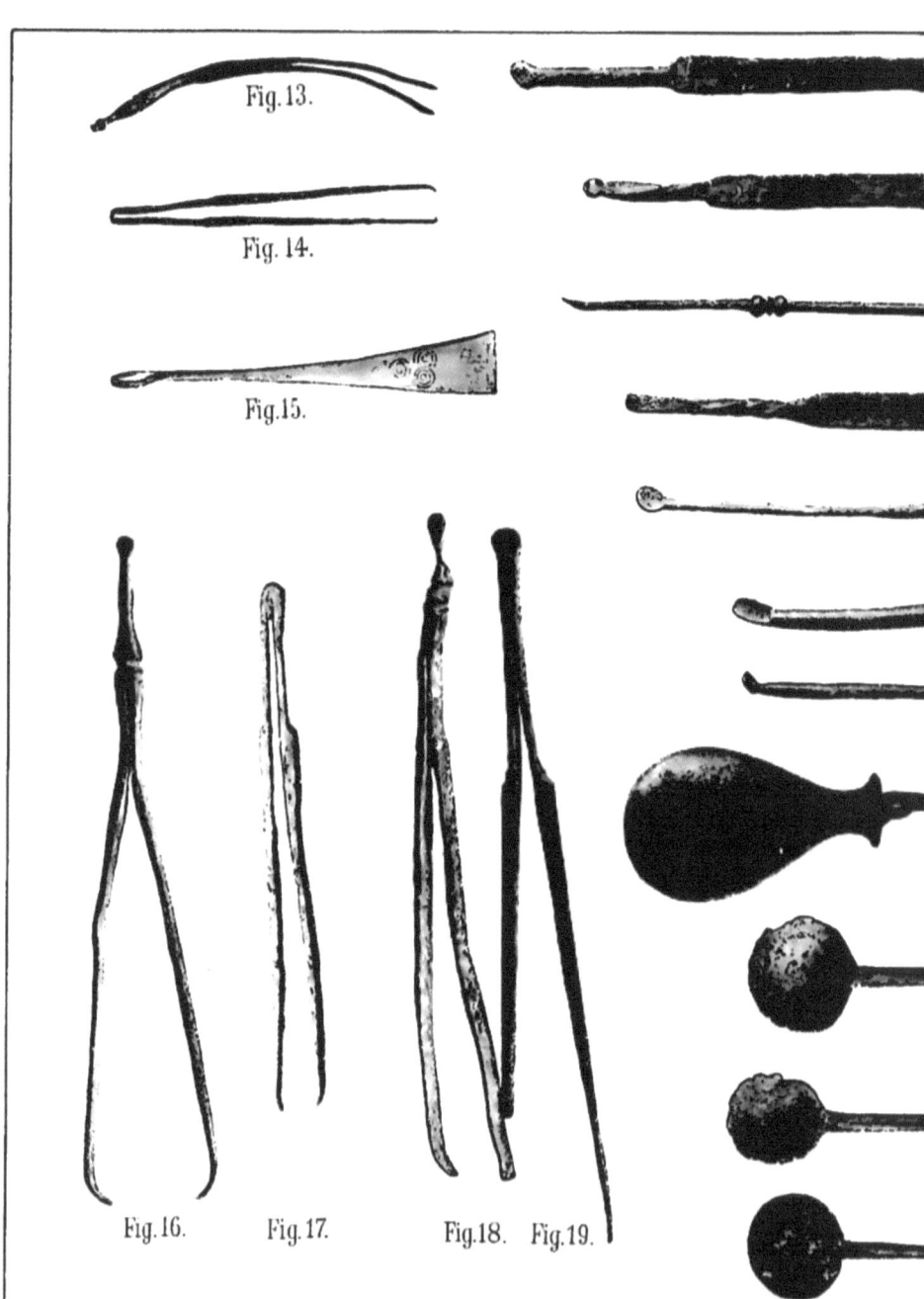

Fig. 13. Fig. 14. Fig. 15. Fig. 16. Fig. 17. Fig. 18. Fig. 19.

Tafel III.

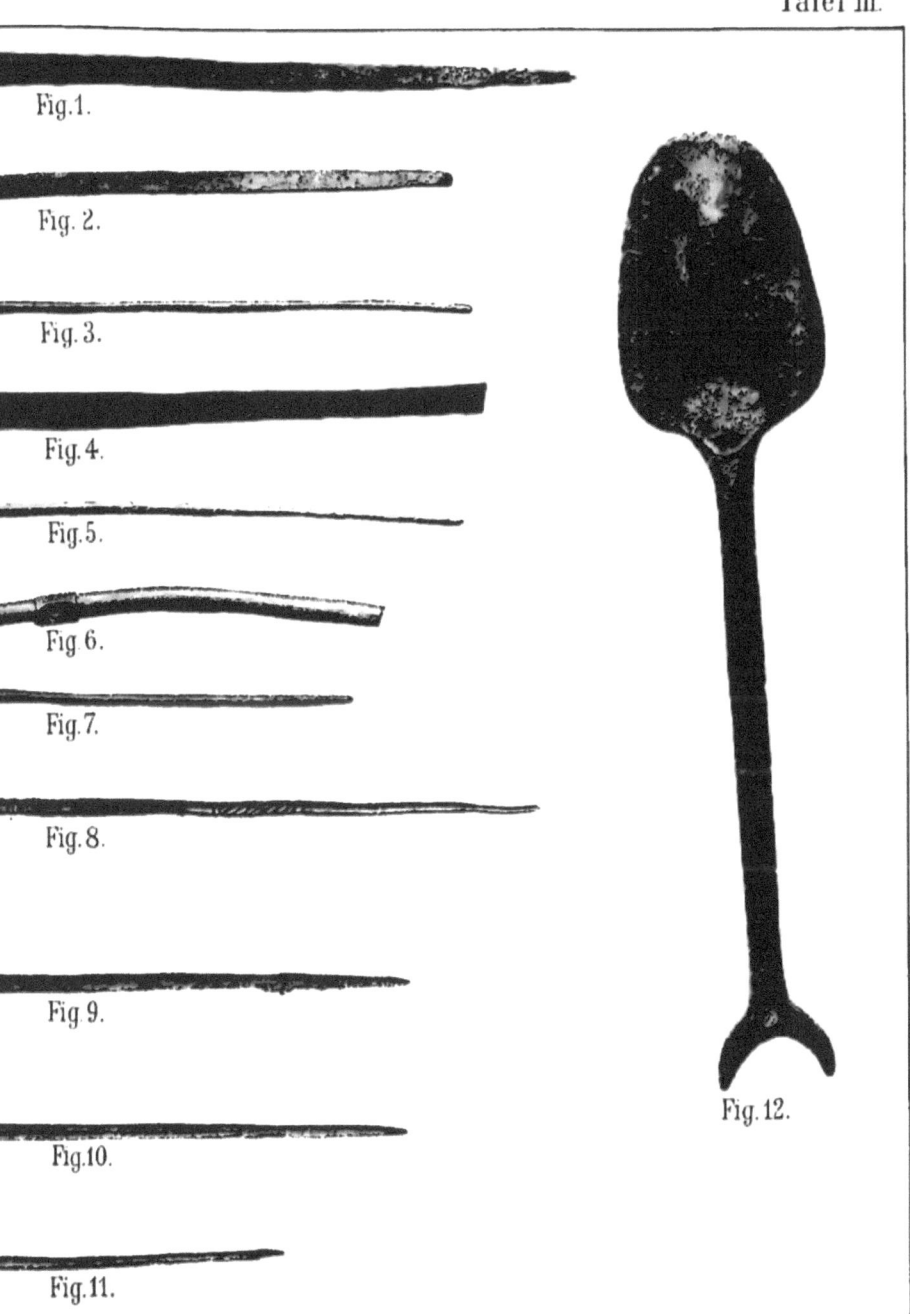

Fig. 1.

Fig. 2.

Fig. 3.

Fig. 4.

Fig. 5.

Fig 6.

Fig. 7.

Fig. 8.

Fig. 9.

Fig. 10.

Fig. 11.

Fig. 12.

www.ingramcontent.com/pod-product-compliance
Lightning Source LLC
Chambersburg PA
CBHW032216230426
43672CB00011B/2581